ABNEHMEN FÜR KINDER UND TEENAGER

Einfache Tipps und Tricks, um erfolgreich als Kind oder Teenager abzunehmen

Haftungsausschluss

Dieses Buch / E-Book enthält Meinungen und Ideen des Autors und verfolgt die Absicht, Menschen hilfreiches und informatives Wissen zu vermitteln. Die enthaltenen Tipps und Strategien könnten nicht zu jedem Leser passen. Es gibt keine Garantie dafür, dass sie auch bei jedem funktionieren.

Die Benutzung dieses Buches (E-Books) und die Umsetzung der darin enthaltenen Informationen erfolgt ausdrücklich auf eigenes Risiko. Der Autor übernimmt für etwaige Unfälle und Schäden, die sich beim Besuch der in diesem Buch aufgeführten Orte ergeben (z. B. aufgrund fehlender Sicherheitshinweise), keine Haftung.

Die in diesem Ratgeber enthaltenen Informationen können die Beratung durch einen Arzt oder gleichwertigen Fachspezialisten nicht ersetzen – sie sind keine medizinischen Anweisungen. Die Informationen dienen nur der Vermittlung von Wissen und können Individuelle Betreuung bei einem

Sprechstundenbesuch nicht ersetzen. Die Umsetzung der hier gegebenen Empfehlungen sollte deshalb immer mit einem qualifizierten Fachspezialisten abgesprochen werden.

Haftungsansprüche gegen den Autor für Schäden jedweder Art, die durch die Nutzung oder Nichtnutzung der Informationen oder durch die Nutzung fehlerhafter und/ oder unvollständiger Informationen verursacht wurden, sind grundsätzlich ausgeschlossen. Rechts- und Schadenersatzansprüche sind ausgeschlossen.

Das Werk inklusive aller Inhalte wurde unter größter Sorgfalt erarbeitet. Der Autor übernimmt jedoch keine Gewähr für die Aktualität, Korrektheit, Vollständigkeit und Qualität der bereitgestellten Informationen. Druckfehler und Falschinformationen können nicht vollständig ausgeschlossen werden.

Es kann keine juristische Verantwortung sowie Haftung in irgendeiner Form für fehlerhafte Angaben und daraus entstandenen Folgen vom Autor übernommen werden.

Inhaltsverzeichnis

EINLEITUNG

Hallo, mein Name ist Ilya und ich bin Gründer und Inhaber des Projektes www.Bauchspeck-Weg.com

Durch meine Tipps helfe ich Menschen dabei, erfolgreich abzunehmen und dauerhaft fit und schlank zu bleiben.

Als Kind war ich übergewichtig. Meine Mutter backte zu lecker und zu gerne, als dass ich ihr Gebackenes hätte wiederstehen können. Hmmm schmecken ihre Kuchen und Torten gut!

Doch als Folge dessen war ich total übergewichtig. Trotz all meiner damaligen Versuche um abzunehmen, war ich dick. Das war sehr deprimierend und unangenehm für mich. Alle haben mich ausgelacht.

Irgendwann habe ich mich mit dem Thema »Abnehmen« für Kinder & Teenager befasst, meine Erkenntnisse mit meinen Eltern geteilt, meine Ernährung umgestellt und fing an, mich aktiv zu bewegen. Und ich habe tatsächlich abgenommen.

Auch heute muss ich auf meinen Körper achten, weil ich sonst schnell dick werden würde. Doch verzichten auf leckeren Kuchen und Chips muss ich deshalb nicht.

In diesem kompakten Ratgeber verrate ich dir alles, was dein Kind oder deinen Kindern dabei hilft, erfolgreich abzunehmen. Lass deine Kinder einfach meine Tipps umsetzen und beobachte ihre Veränderungen Tag für Tag.

Wenn ich es als Kind geschafft habe, erfolgreich abzunehmen, dann schaffen deine Kinder das auch!

Ich wünsche dir viel Spaß beim Lesen und Abnehmen.

PS: Dieser Ratgeber enthält Affiliate Links. Solltest du das Produkt über diesen Link kaufen, bekomme ich von dem Umsatz eine kleine Provision. Dies verändert aber nicht den Preis des Produktes. Du erfährst dadurch selbstverständlich keine Nachteile.

Liebe Grüße

Ilya Ru | www.Bauchspeck-Weg.com

KAPITEL 1

7 GRÜNDE FÜR ÜBERGEWICHT BEI KINDERN & TEENAGERN

Übergewicht bei Kindern und Jugendlichen ist heutzutage ein Thema, das immer präsenter wird. Laut einer Studie der WHO ist mittlerweile jeder dritte Teenager in Europa fettleibig, was wiederum eine starke Belastung für das Gesundheitssystem der jeweiligen betroffenen Länder darstellt, aber auch für die Kinder & Jugendlichen und deren Eltern zahlreiche Nachteile mit sich bringt.

Kinder und Teenager, die in ihrer Jugendzeit übergewichtig sind, tendieren stärker dazu, auch im Erwachsenenalter an Übergewicht zu leiden. Sie haben mehr Probleme ihr Übergewicht zu überwinden und entwickeln in vielen Fällen sogar ein noch stärkeres Übergewicht als in ihrer Jugendzeit.

Doch was genau führt eigentlich zu Übergewicht bei Kindern & Jugendlichen? Hier sind die Top 7 Gründe, warum junge Menschen fettleibig werden:

1. Ernährung

Den offensichtlichsten Grund, warum Kinder und Jugendliche dick werden, stellt definitiv die Ernährung dar: In Zeiten, in denen sich viele junge Menschen größtenteils von Fast Food, Fertiggerichten und stark zuckerhaltigen Getränken ernähren, ist es nicht verwunderlich, dass sich dies auch auf der Waage bemerkbar macht.

Viele Kinder lernen nicht, was gesunde Ernährung überhaupt ist und übernehmen leider auch oftmals die schlechten Angewohnheiten ihrer Eltern, die sich ähnlich unvorteilhaft ernähren und ihre Kinder in vielen Fällen schon in deren frühen Kindheitsjahren an ungesunde Ernährung gewöhnen. Dies sorgt dann oftmals dafür, dass Kinder und Jugendliche ihre

Essgewohnheiten beibehalten und auch weiterhin ungesunde Nahrungsmittel zu sich nehmen, wenn sie ihre Teenagerjahre erreicht haben.

2. Bewegungsmangel

Bewegungsmangel stellt einen weiteren Grund dar, warum Kinder und Jugendliche übergewichtig werden. Sport und körperliche Aktivität verbrennt bekanntermaßen äußerst viele Kalorien, wodurch man eine suboptimale Ernährung in Maßen ausgleichen kann. Wenn der Körper jedoch keine sportlichen Aktivitäten erfährt und gleichzeitig ungesunde Nahrungsmittel zu sich genommen werden, dann endet dies oft in Fettleibigkeit, da der zu sich genommene Überschuss an Kalorien nicht ausreichend verbrannt wird.

3. Schlafmangel

Auch Schlafmangel kann dazu beitragen, dass Kinder und Jugendliche übergewichtig werden. Menschen, die weniger schlafen, neigen auch tendenziell dazu, mehr Nahrung zu sich zu nehmen. Denn sie verfügen somit über mehr Zeit, als wenn sie diese Zeit mit dem Schlafen verbringen würden. Schlechter Schlaf oder wenig Schlaf sorgt außerdem dafür, dass das Gehirn das Hungergefühl steigert[1].

4. Zu viel Zeit vor dem TV und PC

Auch zu viel Zeit vor dem Fernseher sowie dem Computer kann dazu führen, dass Kinder und Jugendliche übergewichtig werden. Sie verbringen ihre Zeit überwiegend im Sitzen und begleiten diese meist mit einem Konsum von ungesunder Nahrung. Dieser Konsum erfolgt in vielen Fällen unbewusst, sodass sich die Kinder nicht direkt auf das Essen selbst konzentrieren. Das führt wiederum dazu, dass tendenziell mehr davon gegessen wird.

Sich bewusst Zeit fürs Essen Zeit zu nehmen und dabei nicht abgelenkt zu sein, trägt daher definitiv dazu bei, ein gesundes Gewicht zu erreichen und zu bewahren.

---

[1] Quelle:
http://www.spiegel.de/gesundheit/diagnose/uebergewicht-und-diabetes-wie-schlafmangel-den-stoffwechsel-stoert-a-960393.html

5. Armut

Armut geht ebenfalls mit Übergewicht bei Kindern und Jugendlichen einher, da in diesen Familien oftmals auch die Eltern dazu neigen, sich ungesund zu ernähren und zudem auch meist das notwendige Wissen fehlt, welches eine Voraussetzung für einen gesunden Lebensstil darstellt.

6. Stress

Auch Stress kann dazu führen, dass junge Menschen an Masse zulegen, was unter anderem darauf zurückzuführen ist, dass Personen, die sich regelmäßig in Stresssituationen befinden, weniger Kalorien verbrennen. Mehrere wissenschaftliche Studien bestätigen das.

Stress kann zudem auch höhere Insulinwerte bewirken, die wiederum die Umwandlung von Fett in Energie hemmen. Dies trägt ebenfalls dazu bei, dass mehr Fett im Gewebe gespeichert wird.

7. Gene

Natürlich gibt es auch in Bezug auf die Gene zahlreiche Unterschiede, wobei manche Leute eher dazu neigen, Übergewicht zu entwickeln, was besonders wahrscheinlich ist, wenn diese ständig mit einem Überangebot an ungesunden Nahrungsmitteln konfrontiert werden. Dies bedeutet jedoch nicht, dass betroffene Personen zum Übergewicht verdammt sind, sondern nur, dass es für sie tendenziell schwieriger ist, abzunehmen und im Rahmen des jeweiligen Idealgewichts zu bleiben. Dadurch sollten gerade diese Menschen auf eine gesunde und vollwertige Ernährung achten, um Übergewicht zu vermeiden[2].

Das waren die Top 7 Gründe, warum Kinder und Jugendliche übergewichtig werden. Wenn diese Aspekte beachtet werden und dementsprechend dafür gesorgt wird, dass Kinder und Jugendliche die genannten Risikofaktoren vermeiden, stehen die Chancen sehr gut, dass diese in ihrer Jugendzeit kein

---

[2]   Quelle: https://www.fitundleicht.de/uebergewicht-ursachen/veranlagung/

Übergewicht entwickeln und daher ein erfülltes und gesundes Leben führen können.

Fragen zum Verständnis

1. Wie trägt Schalfmangel dazu bei, dass das Kind nicht abnimmt?

2. Wieso ist das Essen vor dem Fernseher so gefährlich für Kinder?

3. Ist das Kind zwangsläufig sein ganzes Leben lang dick, wenn es „schlechte" Gene hat?

KAPITEL 2

WAS IST EIN NORMALES KÖRPERGEWICHT BEI KINDERN UND TEENAGERN?

Wenn es um die Frage geht, was das Normalgewicht bei Kindern & Teenagern ist, dann ist dies besonders zu heutigen Zeiten interessant, in welchen gerade in der westlichen Welt immer mehr Kinder an Übergewicht leiden. Daher ist es besonders wichtig zu wissen, bis zu welchem Gewicht man noch von einem Normalgewicht sprechen kann.

Dabei stellen sich folgende Fragen: Ab wann sollten Eltern alarmiert sein und aktiv gegen ein mögliches Übergewicht des Kindes vorgehen? Wie findet man überhaupt heraus, in welchem Bereich das

Normalgewicht des Kinders liegt? An welchen Anhaltspunkten kann man sich diesbezüglich orientieren?

Die weltweit verbreitetste Methode stellt hierfür definitiv der Body-Mass-Index (BMI) dar. Dieser 1832 von Adolphe Quetelet entwickelte und später von Ignaz Kaup verfeinerte Messwert vergleicht das Körpergewicht in Relation mit der Körpergröße und ermittelt daraufhin einen Wert, der bestimmte Aussagen darüber trifft, ob eine Person untergewichtig, normalgewichtig, übergewichtig oder stark übergewichtig ist.

Der Body-Mass-Index wird dabei auch weitgehend in der Medizin und anderen Bereichen verwendet, um das Gewicht von Kindern, Jugendlichen sowie Erwachsenen festzustellen und ist unter anderem aufgrund der relativ guten Aussagekraft sehr beliebt.

Dabei ist es besonders einfach, den BMI eines Kindes oder Jugendlichen herauszufinden. Beispielsweise im Internet existieren zahlreiche Webseiten, die den BMI anhand vorher eingegebener Daten ausrechnen.

Hier ist ein Beispiel: www.Bauchspeck-Weg.com/bmi-rechner

Wenn du also glaubst, dass Dein Kind möglicherweise an Übergewicht leidet, dann solltest du seine Größe und sein Gewicht bestimmen und die Daten anschließend in einen BMI-Rechner deiner Wahl eingeben, woraufhin du sofort angezeigt bekommst, ob sich das Gewicht deines Kindes noch im Normalbereich befindet oder schon Übergewicht hat.

Wenn du den BMI deines Kindes einfach selbst berechnen möchtest, dann kannst du das mit dieser simplen Formel machen:

Körpergewicht: (Körpergröße in m)²

Bei Kindern im Alter von 8 bis 12 Jahren lässt sich generell sagen, dass ein BMI-Wert zwischen 14 und 21 als Normalgewicht angesehen werden kann, wobei sich der Normalwert bei Jugendlichen zwischen 12 und 18 Jahren bei etwa 16 bis 23 befindet. Werte darunter stellen Untergewicht und Werte darüber stellen Übergewicht dar.

Jedoch gibt es bei dieser Methode eine Ausnahme, bei der der BMI Rechner nicht besonders akkurat ist. Im Falle dessen, dass eine Person überdurchschnittlich viel Muskelmasse besitzt, beispielsweise aufgrund intensivem Krafttrainings oder der Ausübung anderer Sportarten, die eine Muskelzunahme erzielen, stellt der Body-Mass-Index kein verlässliches Ergebnis dar, da dieser nicht zwischen Fett- und Muskelmasse unterscheidet. Dadurch werden Kinder und Jugendliche, die überdurchschnittlich muskulös sind, von BMI-Rechnern oftmals fälschlicherweise in die Kategorie "Übergewicht" eingeordnet.

Genauso kann es aber auch vorkommen, dass besonders zierliche Kinder vom Body-Mass-Index als untergewichtig eingestuft werden, was in vielen Fällen jedoch nicht aussagekräftig genug ist, da diese Kinder, solange sie sich wohlfühlen und auch von ärztlicher Seite keine Bedenken bestehen, trotzdem als normalgewichtig betrachtet werden.

Schlussendlich bleibt zu sagen, dass Normalgewicht bei Kindern auf einfache Art und Weise mit dem Body-

Mass-Index festgestellt werden kann, wobei dieser nur als Orientierung und nicht als vollkommen korrektes Instrument zur Feststellung von Normalgewicht bei Kindern betrachtet werden sollte, da menschliche Körper sehr verschieden sein können. Man sollte sich daher im Zweifelsfall auf das eigene Urteilsvermögen verlassen oder eine Zweitmeinung ärztlicher Seite einholen und daraufhin dementsprechend agieren.

Fragen zum Verständnis

1. Was genau misst der BMI?

2. Wie errechnet man den BMI?

3. In welchem Fall sollte man sich nicht auf den Wert des BMIs verlassen?

KAPITEL 3

5 SCHLIMME FEHLER, DIE KINDER & TEENAGER BEIM ABNEHMEN MACHEN UND WIE DU SIE VERMEIDEST

Wenn es darum geht, übergewichtige Kinder und Teenager beim Abnehmen zu unterstützen und dafür zu sorgen, dass diese zukünftig wieder ein Gewicht erreichen, mit welchem sie gesund, aktiv und glücklich durchs Leben gehen können, müssen einige Dinge beachtet werden. Fehler die dabei gemacht werden können, werden in diesem Kapitel näher betrachtet.

Denn obwohl Eltern natürlich nur das Beste für ihre Kinder wollen, können fehlerhafte Informationen oder prinzipiell gut gemeinte Anregungen dafür sorgen, dass

Kindern und Teenagern das Abnehmen noch schwerer fällt. Dadurch erschwert man ihnen das Erreichen möglicher Erfolgserlebnisse und entzieht ihnen die notwendige Motivation, die sie brauchen, um schnell, gesund und langfristig abzunehmen.

Von welchen Fehlern hier genau die Rede ist? Das erfährst du im Rahmen der folgenden 5 Aspekte:

1. Mobbing

Mobbing stellt leider auch heutzutage noch ein reales Problem dar, welchem zahlreiche übergewichtige Kinder und Teenager täglich ausgesetzt sind. Ob in der Schule, beim Sport, in der Öffentlichkeit oder in vielen Fällen auch zu Hause – das kontinuierliche unproduktive Kritisieren des Körpergewichts eines Kindes, was durchaus als Mobbing bezeichnet werden kann, wenn dies nicht auf einer sachlichen und konstruktiven Ebene stattfindet, sorgt auf keinen Fall dafür, dass Kinder und Jugendliche sich dazu motiviert fühlen, endlich abzunehmen. Es bewirkt vielmehr, dass diese Kinder und Jugendliche sich in vielen Fällen zurückziehen, traurig sind und oftmals noch mehr zunehmen.

Eltern, die also der Meinung sind, dass man Kinder und Jugendliche mit »Body Shaming« dazu bringt, mehr Motivation für das Abnehmen zu entwickeln, bewirken in den meisten Fällen genau das Gegenteil. Ihr Kind nimmt womöglich noch mehr zu und entwickelt vielleicht auch noch Probleme mit seinem Selbstwertgefühl, das wiederum die Gewichtszunahme fördert.

Ein Teufelskreis, der das gesamte Leben deines Kindes negativ beeinflussen kann.

Natürlich sollte übergewichtigen Kindern und Jugendlichen nicht suggeriert werden, dass ihr Gewicht gesund ist und dass es keinerlei Bedenken diesbezüglich gibt. Die Kritik sollte aber stets sachlich und positiv bleiben, damit dein Kind zwar realisiert, dass sein Gewicht ungesund ist, aber gleichzeitig auch das Gefühl bekommt, dass du ihm den Rücken in jeder Situation stärkst.[3]

2. Radikaldiäten

Der Weg zum langfristigen Normalgewicht führt über eine ausgewogene und reichhaltige Ernährung und wird durch sportliche Aktivitäten ergänzt. Kurzfristige Radikaldiäten mit erheblicher Kalorienreduktion stellen nur in den seltensten Fällen eine sinnvolle Methode der Gewichtsabnahme bei Kindern und Teenagern dar.

Dies kann unter anderem dafür sorgen, dass der Stoffwechsel deines Kindes noch inaktiver wird, als er das bisher schon war, wodurch das Abnehmen noch schwieriger wird. Deshalb ist es besonders wichtig, dass weiterhin regelmäßig und ausgiebig gegessen wird, wobei die Ernährung aber natürlich aus natürlichen, unverarbeiteten und gesunden Lebensmitteln bestehen sollte.

3. Sport als Bestrafung

Einen weiteren Fehler beim Abnehmen von Kindern und Teenagern stellt die Verbreitung der Annahme dar,

---

[3] Quelle: http://www.kinder-tipps.com/ernaehrung/wie-kann-mein-kind-abnehmen/

dass sportliche Aktivität als Bestrafung für den Konsum von ungesunder Nahrung vorgesehen ist.

"Ich muss Sport machen, weil ich gerade zu viel gegessen habe." oder "Ich muss unbedingt Sport machen, damit ich noch mehr abnehme.", sind Sätze, die deinem Kind zu verstehen geben, dass Sport eine Bestrafung darstellt, wodurch diese dazu neigen werden, keinen Spaß am Sport zu empfinden. Das wiederum kann prägend für das gesamte weitere Leben sein.

Du solltest lieber dafür sorgen, dass dein Kind sich gerne bewegt, Spaß am Sport hat und körperliche Aktivität spielerisch in seinen Alltag integriert. Obwohl sportliche Aktivität natürlich notwendig ist, um auf eine optimale Art und Weise abzunehmen, solltest du trotzdem Abstand davon nehmen, ihn in Form einer Bestrafung mit dem Abnehmen in Verbindung zu bringen.

Unterstütze dein Kind lieber dadurch, dass ihr gemeinsam verschiedenen Sportarten nachgeht und motiviere es dazu, sich nicht zu bewegen, um abzunehmen, sondern einfach um Spaß daran zu haben, den eigenen Körper in sportlichen Aktivitäten zu erleben.

4. Zu viel oder zu wenig essen

Kinder und Teenager sollten, genau wie Erwachsene auch, beim Abnehmen vor einer Diät oder Ernährungsumstellung natürlich erst einmal ihren Grundumsatz ermitteln. Dies ist mit folgender Formel möglich:

*Grundumsatz pro Tag = 66,47 + (13,7 x Körpergewicht [kg]) + (5 x Körpergröße [cm]) - (6,8 * Alter [Jahre])*

Wenn das geschehen ist, dann sollte dieser Wert jenen Maßstab darstellen, an dem sich Kinder und Jugendliche auch entsprechend bei ihrer Diät orientieren sollten. Diesen Wert zu ermitteln ist deshalb so wichtig, da sowohl zu viel als auch zu wenig Essen dafür sorgen kann, dass das Abnehmen nicht so verläuft, wie du und dein Kind es sich wahrscheinlich wünschen würden.

Prinzipiell ist es ratsam, ein Kaloriendefizit von etwa 500 kcal anzustreben, wodurch eine langfristige und gesunde Gewichtsabnahme zu erwarten ist. Natürlich müssen etwaige sportliche Aktivitäten ebenfalls mit einberechnet werden, da diese den Grundumsatz des jeweiligen Tages, an dem trainiert wird, dementsprechend anheben und somit auch die Kalorienanzahl angepasst werden sollte, damit weiterhin ein Kaloriendefizit von etwa 500 kcal erreicht wird.

Während zu viel Essen natürlich dafür sorgt, dass dein Kind eher noch mehr zunimmt, kann zu wenig Essen eine Situation bewirken, in der der Stoffwechsel deines Kindes herunterfährt und es dadurch weniger Fett verbrennt, was wiederum bewirken kann, dass trotz eines hohen Kaloriendefizits keine oder nur eine leichte Gewichtsabnahme stattfindet.

Das bedeutet, dass Kinder und Jugendliche während des Abnehmens definitiv Kalorien zählen und kein zu hohes Defizit haben sollten. Dabei sollte auch darauf geachtet werden, dass nicht zu viel gesunde Nahrung konsumiert wird, da diese dennoch Kalorien enthält und auch zu viel gesunde Nahrung dafür sorgen kann, dass Kinder und Jugendliche zunehmen.

5. Kraftsport vermeiden

Wenn es ums Abnehmen geht, dann denken viele Leute sofort an zahlreiche Ausdauersportarten, die eine gesunde Diät unterstützen und den Abnehmprozess beschleunigen können. Doch in Wahrheit ist es so, dass gerade Kraftsport und der damit verbundene Muskelaufbau dafür sorgt, dass auch in Ruhephasen mehr Fett, aufgrund des höheren Grundverbrauchs des Körpers, verbrannt wird[4]. Dadurch stellt der Muskelaufbau, zumindest bei Kindern im Teenageralter, eine tolle Methode dar, um den Körper in eine Fettverbrennungsmaschine zu verwandeln, die auch im Schlaf dafür sorgt, dass überschüssiges Körperfett in Energie umgewandelt wird.

Dies bedeutet natürlich nicht, dass Kinder und jüngere Teenager ins Fitness-Studio gehen sollten. Bei

---

[4] Quelle: http://www.fitness-checker.de/training/abnehmen-mit-kraftsport.php

Jugendlichen ab etwa 14 Jahren ist es aber eine tolle Möglichkeit, den Prozess des Abnehmens effektiv zu unterstützen. Jüngere Kinder und Teenager sollten sich jedoch eher diversen Sportarten zuwenden, bei denen Kraft ein wichtiges Element darstellt, da so spielerisch Muskulatur aufgebaut wird, die die Fettverbrennung unterstützt, bevor dann im Teenageralter mit traditionellem Kraftsport begonnen werden kann.

Wenn diese 5 schlimmsten Fehler beim Abnehmen von Kindern und Teenagern vermieden werden, dann sind bereits außergewöhnlich gute Voraussetzungen dafür geschaffen, dass die bemerkenswerten Bemühungen deines Kindes auch von Erfolg gekrönt sein werden!

Fragen zum Verständnis

1. Warum helfen Radikaldiäten meist nicht beim Abnehmen?

2. Kann das Kind bei einer zu niedrigen Kalorienzufuhr, langfristig abnehmen?

3. Das Kind sollte sich nur auf Ausdauersport beschränken, stimmt's oder stimmt's nicht?

25

KAPITEL 4

TOP 8 GRÜNDE, WARUM KINDER UND TEENAGER NICHT ABNEHMEN KÖNNEN

Wenn du dein Kind bereits auf eine Diät gesetzt hast, aber dieses immer noch kein Gewicht verliert, dann solltest du dir Gedanken darüber machen, ob die Diät vielleicht das Falsche für dein Kind ist.

Mir wird oft die Frage von Eltern gestellt, warum ihr Kind trotz aller Bemühungen nicht abnimmt.

Die nachfolgenden 8 Gründe könnten dafür verantwortlich sein, warum das Abnehmen bei deinem Kind nicht funktioniert.

Grund Nr. 1

Dein Kind isst zu wenig: Klar ist, dass zu viel Essen dazu führt, dass man an Gewicht zunimmt. Überraschend ist aber, dass zu wenig Essen das Verbrennen von überflüssigen Fett ebenfalls erschwert. Der Körper verfügt über einen natürlichen Instinkt, der automatisch eintritt, um unser Überleben zu sichern. Eine Funktion, die wir heute nicht mehr zwingend benötigen, da wir ständig an Essen herankommen. Der Körper deiner Kinder geht in den Hunger-Modus über, wodurch sich der Stoffwechsel verlangsamt und er anfängt, die Nahrung abzuspeichern. Die Folge ist, dass es sehr schwierig wird, das Gewicht zu verlieren.

Grund Nr. 2

Dein Kind könnte mehr essen als es isst, wenn es gezielt die Quellen findet, die extrem viele Kalorien enthalten. Lass dein Kind eine Woche lang ein Ernährungs-Tagebuch führen. Damit findest du die Quellen deiner Kinder, die besonders viele Kalorien enthalten. Diese sollte dein Kind zukünftig meiden. Du wirst staunen, wie viele Kalorien es dadurch spart, ohne dass es deutlich weniger isst.

Grund Nr. 3

Lasse dich als Elternteil nicht von der Lebensmittelindustrie täuschen. Lies die Etikette vor dem Kauf durch und finde dadurch heraus, ob es „bessere" Alternativen für dein Kind gibt.

Es könnte nämlich sein, dass du schlechte Nahrungsmittelwahlen triffst. Lasse dich nicht von den "fettarm" oder „Light" Etiketten täuschen. Achte auf den Kalorien- und Zuckergehalt. Es kommt deinem Kind zugute.

Grund Nr. 4

Dein Kind schläft zu wenig oder schlecht. Schlaf bedeutet Regeneration für den Körper und die Seele. Wenn der Körper genug Ruhe bekommt, kann er Unglaubliches bewältigen.

Grund Nr. 5

Lasse deine Kinder aus ihrem Alltag profitieren. Es gibt sicherlich Möglichkeiten, die dein Kind ausnutzen könnte. Erkläre ihm, dass es nicht auf Bequemlichkeit, sondern auf Kalorienverbrennung setzen sollte. Es sollte seinen Alltag zu seinem eigenen Sportplan machen. Dein Kind sollte lieber die Treppe nehmen, als den Fahrstuhl aus Bequemlichkeit. Es sollte lieber ein paar Schritte zur Schule laufen, als mit dem Auto gefahren zu werden. Der Stoffwechsel wird dadurch in Gang gesetzt und du wirst schnell Veränderungen bei deinem Kind feststellen, für die es nicht einmal viel machen musste[5].

Grund Nr. 6

Dein Kind trinkt nicht ausreichend Wasser. Wasser erhöht den Sauerstofffluss im Blut und gibt dem Körper die Energie, die er braucht, um Kalorien und Fett während des ganzen Tages zu verbrennen. Trinkt dein

---

[5] Quelle: https://www.urgeschmack.de/wie-konnen-kinder-abnehmen/

Kind zu wenig, verliert sein Körper das, was er braucht, um die überschüssigen Pfunde zu verbrennen.

Grund Nr. 7

Dein Kind isst zu unregelmäßigen Zeiten. Kinder brauchen Routine - und zwar auch beim Essen. Denn durch unregelmäßige Mahlzeiten nimmt der thermische Effekt ab. Der thermische Effekt sorgt dafür, dass der Körper während der Nahrungaufnahme Energie verbraucht. Isst man aber immer zu unregelmäßigen Zeiten, ist dieser Effekt weniger vorhanden. Somit wird weniger Energie verbraucht, was zu weniger Fettabbau führt[6].

Grund Nr. 8

Dein Kind hat ein Gewichtsverlust (Plateau) erreicht. Dein Kind ist glücklich, aber nun nimmt es nicht mehr ab? Um das Plateau zu überwinden, ändere die Abnehmprogramme, indem neue Workouts ausprobiert werden und ein neuer Ernährungsplan erstellt wird.

---

[6]   Quelle: https://www.zentrum-der-gesundheit.de/viele-kleine-mahlzeiten-oder-wenige-grosse.html

Gewicht zu verlieren, ist für die Meisten eine Herausforderung. Es geht darum, die Ernährung umzustellen, hart zu trainieren und niemals aufzugeben!

31

Fragen zum Verständnis

1. Warum ist Wasser so wichtig beim Abnehmen?

2. Wieso ist es kontraproduktiv, wenn dein Kind zu unregelmäßigen Zeiten isst?

3. Was sollte man tun, wenn das Kind nach dem ersten Gewichtsverlust nicht weiter abnimmt?

KEINE ZEIT ZUM ABNEHMEN? SO SCHAFFT MAN ES TROTZDEM!

Nachdem wir uns angesehen haben, was die Fehler beim Abnehmen sind und aus welchen Gründen einige Kinder nicht mehr abnehmen, klären wir nun in diesem Kapitel, bevor es mit Kapitel 5 „Die 4-Schritte-Abnehmformel" weiter geht, wie Kinder Zeit und Abnehmen unter einen Hut bekommen.

Der durchschnittliche Tag eines Kindes beginnt um sechs Uhr morgens. Noch müde die Klamotten anziehen, langsam wachwerdend ins Bad schleifen und ab zur Schule mit dem Bus, mit dem Fahrrad oder zu Fuß. Die Schule beginnt zwischen halb acht und acht Uhr. Dort bis maximal bis 16 Uhr sitzend die

Gehirnzellen auf Höchstleistung betrieben, machen sich die Kinder wieder auf nach Hause, wo bereits ein riesiger Berg an Hausaufgaben und Heimarbeit auf sie wartet.

Für Frühstück oder Mittag ist oft sehr wenig Zeit. Frühstück fällt bei vielen Kindern sogar gänzlich weg. Das hat zur Folge, dass der Körper nicht über die nötige Energie verfügt, die er für die Leistung des Tages benötigt.

Wenn nicht einmal die Ernährung in den Zeitplan passt, wie soll dann noch Sport möglich sein, fragen sich viele Jugendliche und Kinder. Zeitmanagement ist der Schlüssel zum Erfolg.

Denn Zeitmanagement sorgt dafür, dass der Tag besser geplant ist, ohne dabei mehr Zeit zu haben. Anstelle morgens die Mappe zu packen, sollte sie bereits abends fertig gemacht werden. Freie Stunden oder gar die Unterrichtstunde sollten für die Hausaufgaben genutzt werden. Frühstück kann auf dem Weg zur Schule erfolgen.

Sollte dein Kind bereits alt genug sein, um sich selbst einen Plan zu erstellen, dann hilf ihm lediglich, wenn es Hilfe braucht. Hast du kleine Kinder, gehe mit denen ihren Tag genau durch und schaue mit ihnen, wo Zeit eingespart werden kann. Ihr werdet erstaunt sein, was alles an Zeit eingespart werden kann und wie viel Zeit zum Ende des Tages noch übrigbleibt.

Die mangelnde Zeit nagt an der Motivation der Kinder. Neben Schule, Hausaufgaben und Hausarbeiten haben sie keine Zeit und vor allem Energie übrig für Sport. Sie sind bereits vom Tag erschöpft, Sport wäre dabei nur noch eine Last.

Sollte dein Kind bereits so denken, dann steht er kurz davor, seine Motivation zum Sport zu verlieren. Bevor das geschieht, hilf ihm lieber dabei, seine Sportzeit zu verringern oder eine weniger zeitintensive Sportart auszusuchen, sodass der Alltagsstress mit dem Sport vereinbar ist.

Geht erstmal die Motivation verloren, ist das Ziel des Abnehmens nur noch sehr schwer zu erreichen. Im nachfolgenden Kapitel steht die Motivation an zweiter

Stelle und damit vor dem Sport. Die 4 Schritte bauen aufeinander auf, sodass beim Wegfall des zweiten Schrittes (Motivation) die Schritte drei (Sport) und vier (Erholung) ebenfalls wegfallen. Genaueres aber dazu im nächsten Kapitel.

Eltern suchen oft einen Zeitmangel bei den Kindern oder der Schule. „Du vertrödelst deine Zeit" oder „Du hättest auch besser planen können", sind Aussagen, die die Kinder zu hören bekommen.

Dass Kinder neben dem Geschirrspülerausräumen, Rasenmähen, Abtrocknen, Saugen etc. keine Energie mehr für Sport haben, ist verständlich. Wenn es auch anders geht, sollten die Eltern bei der Unterstützung aktiv beteiligt sein und die Aufgaben besser über die Woche verteilen oder auf mehrere Kinder aufteilen. Dadurch wird vermieden, dass die Eltern den Kindern das Abnehmen und dem Nachgehen von Sport unnötig erschweren.

Sollte trotz allem Zeitmanagement keine Möglichkeit gefunden werden, den Tag so zu gestalten, dass Sport möglich ist, ist es umso wichtiger, dass die Ernährung stimmt. Sport gleicht ungesunde Ernährung in gewissen Maßen aus. Fällt der Sport allerdings weg, kann die ungesunde Ernährung nicht mehr ausgeglichen werden und das Übergewicht nimmt überhand.

Nach all der vielleicht schon aufgebrachten Zeit ist so etwas enttäuschend und entzieht dem Kind die Motivation, weiterzumachen.

Egal, wie es ist, ob Zeit oder keine Zeit, wer abnehmen will, der findet einen Weg. Die Energie, die darin investiert wird, Ausreden zu finden, die begründen, warum man nicht abnehmen kann, sollte man lieber in Gedanken stecken, die dazu beitragen, dass bald keine Begründungen mehr notwendig sind. Das können sowohl dein Kind wie auch du selbst.

Wer wirklich abnehmen will, der schafft das auch. Wenn auch nicht gleich mit Sport, kann bereits mit einer Ernährungsumstellung einiges erreicht werden.

Die Ausrede, keine Zeit zu haben, kann nie richtig sein. Denn ungesundes Essen zu essen kostet genauso viel

Zeit wie gesundes Essen zu essen. Keine Zeit für Sport zu haben, mag hingegen in seltenen Fällen stimmen.

Gerade für Anfänger ist der Anfang das Schwerste. Setze deinem Kind keine zu großen Ziele, die dein Kind, wenn überhaupt, erst nach vielen Monaten erreichen würde. Setze deinem Kind kleine Ziele, sodass dieses öfter Glücksmomente und Bestätigungen findet.

Wie du als Elternteil das genau anstellst und auf welche Dinge du noch achten solltest, erfährst du im nächsten Kapitel.

Fragen zum Verständnis

1. Wer ist für das Zeitmanagement der Kinder verantwortlich?

2. Mit welchen Tricks kann man trotz Zeitmangel dem Kind eine regelmäßige Nahrungszufuhr bieten?

KAPITEL 5

DIE 4-SCHRITTE-ABNEHMFORMEL

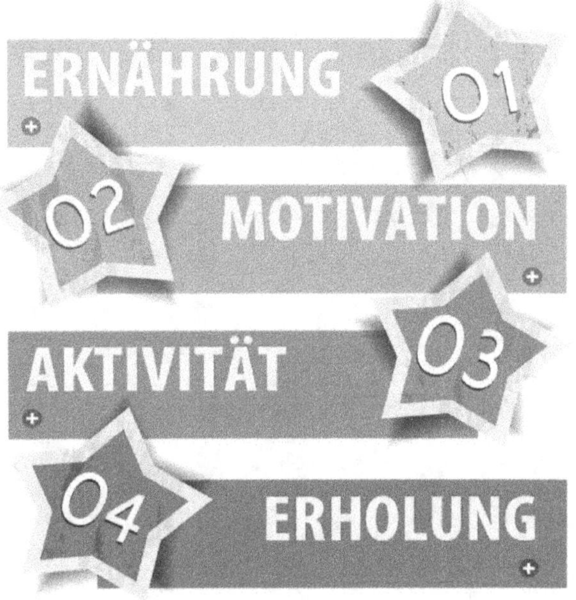

Ernährung + Motivation + Aktivität + Erholung = gesund abnehmen und dauerhaft fit, glücklich und schlank bleiben.

Die 4-Schritte-Abnehmformel ist eine super Anleitung für Kinder und Jugendliche, die ihr Gewicht reduzieren wollen. Aber auch für die Eltern ist diese Anleitung ein hervorragender Einstieg, um das Kind beim Abnehmen zu unterstützen.

Die Formel ist dabei nicht auf rapides Abarbeiten und Verwirklichen ausgelegt, sondern auf das langsame, aber richtige Ausführen der Schritte. Die Schritte sollten nicht alle auf einmal angegangen werden, sondern schrittweise. Deshalb heißen sie ja auch »Schritte«.

Ein zu rapides Vorgehen kann zu Demotivation und Enttäuschungen führen. Ebenso können die Kinder das Gefühl bekommen, dass zu viel von ihnen abverlangt wird. Schnell kommt dann der Gedanke auf, dass sie fürs Abnehmen nicht die nötige Willenskraft haben.

Werden die Schritte aber langsam ins Alltagsleben des Kindes oder Jugendlichen integriert, gelingen sie deutlich besser.

Damit die Formel funktioniert, muss bereits im Vorfeld klar sein, dass es nicht von heute auf morgen geschafft ist. Die Formel ist auf eine lange Zeit ausgelegt. Motivation und Durchhaltevermögen sind besonders wichtig und bilden die Voraussetzung. Setze deinem Kind eine Langzeitperspektive, kleine Ziele und eine Tagesordnung. Denn auf diese Weise wird es nach jedem Mal ein kleines Glücksgefühl erleben.

Ermutige deine Kinder dazu, nicht gleich aufzugeben, wenn es nicht auf Anhieb funktionieren sollte. Erfolge brauchen seine Zeit. Das ist nicht nur beim Abnehmen so, sondern bei jeder anderen Sache. Ermutige deine Kinder auch weiterhin, die eigenen Ziele vor Augen zu halten und finde mit ihnen die verlorene Motivation wieder, die euch bei eurem Vorhaben begleitet.

Schritt 1 – Ernährung:

Verbessere als erstes die Ernährungsweise deines Kindes oder Jugendlichen. Achte hierbei darauf, dass du ihm nicht alles verbietest, sondern achte viel lieber darauf, dass die kohlenhydratreichen Lebensmittel wegkommen und ungesunden Snacks zwischendurch ausbleiben.

Sorge dafür, dass es gesunde Nahrung gibt, also keine Fertiggerichte in Massen, keine fetthaltigen Lebensmittel und am besten viel Obst und Gemüse. Sollte dein Kind nicht von Gemüse begeistert sein, dann erkläre ihm, welche Vorteile das Superfood hat. Wichtig ist, dass die Eltern den Kindern eine gute Ernährung vorleben. Ihr Kind wird keine gesunde Ernährung in Erwähnung ziehen, wenn du als Elternteil nicht davon überzeugt bist. Überzeuge dich erst selbst und dann deine Kinder. Süßigkeiten und ungesundes Essen sollten den Kindern und Jugendlichen aber nicht vollkommen verboten werden. Ohne Frage, denn es ist keinesfalls gesund. Doch nur in Maßen können wir es vertragen. Das macht es nicht besser, aber weniger schädlich.

Wenn deine Kinder das Abnehmen mit dem Verzicht auf Süßigkeiten und Fastfood assoziieren, dann werden sie immer ein schlechtes Bild vom Abnehmen haben. Versuche also lieber, an anderen Stellen einzusparen und setze, wenn möglich, auf weniger ungesunde Süßigkeiten. Kaufe einfach nicht so viel davon, sodass immer ein Vorrat da wäre. Lasse ruhig mal den Süßigkeitenschrank für einige Tage leer.

Wichtig ist: Belohne dein Kind niemals mit Süßigkeiten. Süßigkeiten sollten außerdem nicht durch Zuwendung ersetzt werden. Denn dies führt bei Kindern nicht selten zu einer Abhängigkeit von Süßem und fördert die Gewichtszunahme. Süßigkeiten sollten, wenn überhaupt, gezielt eingesetzt werden und dem Kind nicht den ganzen Tag zur Verfügung stehen. Einmal am Tag darf genascht werden. Süßigkeiten sollten aber nicht als Snacks zwischendurch verzehrt werden. Gebe deinem Kind zwischendurch stattdessen geschnittenes Obst oder Gemüse. Am besten wird die Süßigkeit als Nachtisch nach dem Mittagessen eingebaut. Das kann zum Beispiel ein Pudding mit Keksen sein. Aber auch ein kleiner Mix aus Obst und Süßigkeiten ist erlaubt. Es sollte eine kleine Portion sein, an die du dich unbedingt halten musst. Auch wenn das Kind bei der Hauptmahlzeit nicht genug gegessen hat, sollte es sich nicht mit Süßigkeiten sattessen. Biete ihm stattdessen etwas Obst oder Gemüse an. Bleibe dabei hart!

Du solltest die Süßigkeit auch nicht zu etwas Besonderem machen. Knüpfe sie nicht an einer Bedinung, wie „Du bekommst nur Süßigkeiten, wenn du deinen Teller leer isst." Das steigert die Lust auf Süßes nur noch mehr, da das Kind es als etwas Besonderes ansieht.[7]

Bei Kindern sollte man außerdem keine „richtigen" Diäten durchführen. Diäten haben oft das Ziel, Gewicht, ohne Rücksicht auf die Gesundheit und den Körper, zu verlieren. Schon Erwachsene müssen sich durch Diäten quälen und brechen diese oft ab. Zwingst du nun deine Kinder zu einer Diät, sind diese unmöglich dazu in der Lage, diese durchzuhalten. Versetze dich selber in die Situation. Eine gesunde Ernährungsumstellung, die langsam, aber dafür langfristig erfolgt, hilft deinem Kind in diesem Fall eher weiter.

---

[7] Quelle:
https://www.windeln.de/magazin/kleinkind/erziehung/kinder-und-suessigkeiten.html

5 Regeln, die man bei der Ernährungsumstellung einhalten sollte

1. Kein Stress beim Kind erzeugen

2. Keine aggressiven Diäten

3. Kein Mobbing

4. Keine Förderung der ungesunden Ernährung

5. Kein radikaler Gewichtsverlust als Ziel nehmen

Mit der Ernährungsumstellung ist der erste und wichtigste Schritt getan! Wie diese Ernährungsumstellung genau aussieht, erfährst du im letzen Kapitel dieses Ratgebers. Dort erhältst du einen Ernährungsplan mit Rezepten, damit das Abnehmen für dein Kind zum Kinderspiel wird.

Allerdings gibt es noch weitere Schritte, die das Abnehmen nicht nur erleichtern, sondern auch beschleunigen können.

Gesunde Ernährung sollte immer mit Sport einhergehen. Besonders Sport, der auf die Herstellung von Muskelmasse absetzt, unterstützt das Abnehmen hervorragend. Muskelmasse verbrennt nämlich viel mehr Kalorien als Fettmasse und erhöht damit den Umsatz der Kalorien im Ruhezustand. Dazu später mehr!

Anleitung zur Ernährungsumstellung bei Kindern

1. Gehe langsam vor und versuche nicht alles auf einmal durchzusetzen.

2. Verringere nach und nach die ungesunde Nahrung und tausche diese durch gesunde Nahrung aus.

3. Verringere die Süßigkeiten und werte diese nicht als eine Art Belohnung.

10 praxiserprobte Tipps, wie man es schafft, dass Kinder und Teenager gesundes Essen trotz allen ungesunden Verführungen im Alltag mögen

Tipp #1. Vorbildhaltung überprüfen

Kinder neigen dazu, alles den Eltern nachzumachen. So ist es auch beim Essen. Ernähren sich die Eltern nicht gesund, dann wird auch das Kind einer ungesunden Ernährung wiederfallen[8]. Wieso sollten diese etwas essen, was die übrige Familie nicht isst?

Tipp #2. Entdecke, was dein Kind mag

Dass dein Kind den Brokkoli verweigert, darf nicht generell als Verweigerung von ungesunder Ernährung verstanden werden. Wie viele Erwachsene gibt es, die keinen Brokkoli essen, sich aber sonst gesund ernähren? Möglicherweise geht es deinem Kind ähnlich. Finde heraus, was es mag. Ersetze den

---

[8] Quelle: https://www.test.de/Gesunde-Ernaehrung-Vorbild-Eltern-1429171-0/

Brokkoli nicht durch ungesunde Ernährung, sondern durch anderes Gemüse wie z.B. Tomaten, Bohnen etc.

Tipp #3. Gemüse, das auch Kinder lieben

Dieser Tipp baut auf dem vorherigen auf. Dass Gemüse gesund ist, kann man nicht abstreiten, aber ebenso wenig, dass es Gemüse gibt, das auch wirklich nicht besonders aussieht, schmeckt und riecht.

Ist dein Kind schon beim Anblick abgeneigt von Gemüse, dann serviere ihm nicht noch Gemüse, das selbst Erwachsene ungern essen. Probiere es mal mit Möhren, Pastinaken, Süßkartoffeln, Kohlrabi, Paprika, Zucchini oder dem Hokkaido-Kürbis.

Tipp #4. Gemüserezepte für Kinder

Kinder bevorzugen erfahrungsgemäß einfache, „übersichtliche" Rezepte. Versuche dich nicht an exotischer Nahrung und kulinarischen Gewürzen. Es reicht vollkommen aus, wenn du einfach „herkömmliches" Gemüse dünstest und mit ein wenig Butter anreicherst. Salate sind ebenfalls sehr beliebt. Gurkensalat, Tomatensalat oder einfach gemischter

Salat mit einem süßen Dressing kommt bei jedem Kind gut an.

Tipp #5. Einfach nicht kochen...

Damit ist natürlich nicht gemeint, dass du gar nicht mehr kochen sollst, sondern dass du das Gemüse nicht kochen sollst. Dein Kind mag keine Paprikaschoten? Dann probiere es doch mit roher Paprika. Diese ist bekanntlich süßer und knackiger. Möhrenauflauf ist selbst für viele Erwachsene noch eine Qual, weil sie schlechte Erinnerungen aus der Kindheit daran haben. Rohe Möhren hingegen werden gerne gegessen.

Tipp #6. Gesunde Snacks

Stehen Süßigkeiten auf dem Tisch, langt das Kind gerne mal zu. Aus diesem Grund sollten Süßigkeiten nicht frei herumstehen, da die Verlockung einfach zu groß ist. Das Gleiche funktioniert aber auch, wenn Sie Gemüsesnacks, wie aufgeschnittene Gurken, Tomaten, Möhren oder Paprika hinstellen. Dein Kind wird sich daran unbewusst bedienen.

Tipp #7. Smoothies aus Gemüse

Die Vorstellung, Spinat, Matcha, Gurken etc. zusammen zu trinken, ist nicht gerade angenehm. Ich staunte allerdings selbst nicht schlecht, als ich mir einen Grünen Smoothie im Laden kaufte und keines dieser Gemüse rausschmeckte. Probiere es ruhig selbst einmal aus, und stelle fest, dass deine Kinder ebenso begeistert sind wie ich.

Tipp #8. Kleine Spielchen

„Mit Essen spielt man nicht", sagten schon unsere Großeltern. Doch wenn es aber einem höheren Zweck dient? Versuche ruhig dem Gemüse eine andere Bedeutung zu geben, als einfach nur Spinat und Gurke. Mache aus Spinat ein Mittel, dass unglaublich viel Kraft verleiht.

Tipp #9. Die Kinder beim Kochen mit einbeziehen

Wenn dein Kind das Essen einfach nur vorgesetzt bekommt, dann kann es leicht »nein« sagen. War es allerdings aktiv an dem „Prozess" des Kochens beteiligt, wird es interessiert sein, wie seine „Kreation" schmeckt. Und nun kommt ein kleiner psychologischer Trick, den du sicherlich selbst kennst. „Natürlich schmeckt das, ich habe es ja selbst gekocht!", hat ein jeder schon mal gehört. Ehrlich gestanden finden wir oft selbst nicht, dass es schmeckt. Aber wer gibt schon selber zu, dass er etwas nicht kann? Das Gleiche funktioniert auch bei Kindern. Sind diese aktiv an dem Kochen beteiligt, werden sie das Essen auch essen, obgleich sie es nicht mögen.

Tipp #10. Wenn alle Stricke reißen

Sollte dein Kind das Pendant eines Veganers sein, dann hast du es wirklich nicht einfach. Setze dein Kind aber trotzdem nicht unter Druck und rede ihm zu.

In der Psychologie gibt es eine sogenannte »selbsterfüllende Prophezeiung«. Diese besagt, dass das, was man von anderen erwartet, auch eintreten wird[9]. Erwartest du also von deinem Kind, dass es das Gemüse sowieso nicht essen wird, dann wird das Kind

---

[9] Quelle: https://positivepsychologyprogram.com/self-fulfilling-prophecy/

deine innere Einstellung mitbekommen und es wird das Gemüse nicht essen. Gehe immer mit einer positiven Einstellung an die Sache heran und gehe davon aus, dass dein Kind das Gemüse lieben wird.

Schritt 2 – Motivation:

Die Motivation stellt einen sehr wichtigen Schritt beim Abnehmen und bei der gesunden Ernährung dar. Es ist zwar schön, wenn du deine Kinder mit den in Schritt 1 gezeigten Tricks zum Gemüseessen bewegen konntest, aber auf lange Zeit wird das alleine nicht zielführend sein. Du musst deine Kinder dazu bringen, dass sie motiviert sind, sich gesund zu ernähren.

Gehe die Ziele mit deinem Kind durch und erkläre ihm verständlich, was eine gesunde Ernährung bewirken kann, um dieses Ziel zu erreichen. Das hilft natürlich nur, solange dein Kind an seinem Körper etwas ändern möchte. Ist es der Meinung, dass alles ok sei, solltest du damit anfangen, ihm seine Nachteile durch sein unvorteilhaftes Körpergewicht zu erläutern, aber selbstverständlich ohne Mobbing, Druck oder

Methoden, die unfair sind. Die letztendliche Entscheidung liegt bei deinem Kind.

Wenn die Kinder eine ungesunde Ernährung vorgelebt bekommen, dann werden sie sich schwertun, diese abzulegen. Wieso sollte das Kind auch andere Sachen als die Eltern essen? Sei also stets ein Vorbild, auch in Sachen Ernährung.

Positive und negative Motivation

Motivation ist nicht gleich Motivation. Wir unterscheiden zwischen negative und positive Motivation. Negative Motivation wird erzeugt, indem die Folgen, die Nachteile etc. als Motivator dienen. Mögliche Folgen von Übergewicht können unter anderem, Mobbing, sportliche Beeinträchtigung und benachteiligte, soziale Beziehungen sein.

Stellt man vor lauter Angst vor diesen Folgen seine Ernährung um, spricht man von negativer Motivation.

Die positive Motivation ist demnach das Gegenteil. Indem man den Kindern zeigt, wie sich ihr Leben verbessern könnte durch eine gesündere Ernährung, erstellt man keine negativen Gefühle her, sondern positive, anspornende Gefühle.

Die positive Motivation sollte stets vor der Negativen stehen, da sie effektiver und weniger aggressiv ist.

Spaß am Abnehmen

Nichts motiviert uns mehr, als der Spaß an einer Sache. Abnehmen und gesunde Ernährung sollte demnach nicht als etwas Schlechtes oder Quälendes empfunden werden, sondern so ausgelegt werden, dass es Spaß macht. Sicherlich wird es anstrengend, aber das ist Fußballspielen auch und trotzdem macht es den Kindern Spaß.

11 praxiserprobte Tipps, um mit Mobbing umzugehen

Tipp #1. Nicht alles gefallen lassen

Ein ganz entscheidender Faktor ist, dass man zu wenig Stärke zeigt. Nur Kinder, die anderen unterlegen sind oder den Eindruck machen, bieten eine Basis zum

Mobbing. Dein Kind muss von Anfang an zeigen, dass es nicht alles mit sich machen lässt. Selbstverständlich darf es dabei nicht zu verbalen Attacken kommen.Zeige ihm, wie es mit Worten „Judo betreiben" kann.

Einen möglichen Konter will ich dir nachfolgend zeigen:

Angreifer: „Man bist du fett!"

Reaktion: „Du hast Recht! Und du hast übrigens eine tolle Figur!"

Damit lenkt man die Aufmerksamkeit auf den Angreifer und nimmt die Unstimmigkeit aus der Situation. Was will der Angreifer daraufhin sagen?

Oder: „Danke für die Information!"

Je weniger man sich verletzlich zeigt, desto langweiliger wird es für den Angreifer und er gibt auf. Gebe deinem Kind Mut. Es muss verstehen, dass mit ihm selbst nichts verkehrt ist, sondern Kinder in seinem Umfeld versuchen, Macht zu erlangen, um bei anderen Kindern ein höheres Ansehen zu bekommen. Meist haben sie nämlich selbst ein niedriges Selbstwertgefühl zu kompensieren. Nur indem das Kind sich nicht davon beeinflussen lässt, gewinnt es Macht und Ansehen und lässt den Angreifer neben ihm klein aussehen. Ganz nach dem Motto: „Es ist ok, dass du so von mir denkst! Ich bin jedenfalls glücklich, so wie ich bin."

Tipp #2. Reflektion

Lass deine Kinder ein Mobbingtagebuch führen. Was zuerst mitleiderregend klingt, ist eine gute Sache, um die Angriffe zu reflektieren. Du kannst ungestört zuhause mit deinem Kind auf sachlicher Ebene überlegen, welchen Wert diese Aussagen haben. Deine Kinder werden feststellen, dass diese auf keinerlei Grundlage basieren. Dein Kind wird dadurch lernen, mit Sprüchen anders umzugehen.

Tipp #3. Den Gegner zur Rede stellen

Oft hilft auch die beste Strategie nicht. Der Mobbinggegner hat es auf dein Kind abgesehen und zeigt dies auch deutlich. Dein Kind wird darunter stark leiden, sodass eine Aussprache unter max. 12 Augen hilfreich sein kann – *12 Augen = Mobber inkl. Eltern und Opfer inkl. Eltern.*

Tipp #4. Beschwerde einlegen

Ist es nicht möglich, einen friedlichen Weg zu finden, dann geh dich beschweren. Dein Kind wird nicht die Stärke haben, zu seinem Schulleiter zu gehen. Das ist Aufgabe der Eltern.

Tipp #5. Unterstützung

Suche dir als Elternteil Rat bei anderen Eltern gemobbter Kinder. Zusammen ist mehr zu erreichen als alleine.

Tipp #6. Professionelle Hilfe

Ist das Mobbing schon zu weit fortgeschritten, sollte dein Kind professionelle Hilfe in Anspruch nehmen. Mobbing stellt in Deutschland eine Straftat dar. Eine Anzeige bei der Polizei kann Abhilfe schaffen. Möchtest du nicht gleich mit der Polizei um die Ecke kommen, dann erledige dies über einen Anwalt, der eine strafbewehrte Unterlassungserklärung anfertigt.

Tipp #7. Schulwechsel

Ist die Aussicht gut, dass eine andere Schule mehr Verständnis und Menschlichkeit zeigt, dann ziehe eventuell einen Schulwechsel für dein Kind in Betracht. Es wird vielleicht nicht leicht sein, neue Freunde zu finden, aber dafür wird es dem emotionalen Stress weniger ausgesetzt sein.

Tipp #8. Sich selbst akzeptieren

Wenn dein Kind sich selbst akzeptiert, wird der Angreifer irgendwann aufgeben. Es wäre so, als würde man einen Normalgewichtigen wegen seines Gewichtes mobben. Ihn würde es ja auch nicht stören.

Tipp #9. Humor zeigen

Zugegeben, dieser Tipp ist eine Ansichtssache, soll aber der Vollständigkeit halber nicht ausgelassen werden. Wenn dein Kind auf seine Mobbingattacken nicht so reagiert, wie der Mobber es erwartet, wird dieser nicht wissen, wie er reagieren soll. Dein Kind soll über die Mobbingattacke lachen. Lachen darüber, von welcher Dummheit und Unreife diese Mobbingattacke zeugt. Der Mobber wird damit nicht rechnen. Dadurch wird diesem jegliche Grundlage entzogen.

Tipp #10. Keine Emotionen zeigen

Mobben ist darauf ausgerichtet, den Gemobbten zu schaden. Erst wenn dieser Schaden eintritt, ist das Mobben erreicht. Zeigt dein Kind sich wenig verletzlich, dann werden die Mobber auch irgendwann keine Lust mehr daran haben. Innerlich lösen die Attacken natürlich Emotionen aus, wenn das Kind wenig Selbstvertrauen besitzt. In dem Fall ist das Emotionen verbergen aber besser als Emotionen zeigen.

Tipp #11. Sich selbst akzeptieren

Gerade Kinder haben es nicht einfach, sich selbst zu akzeptieren. Sie laufen Idealen hinterher und fühlen sich nicht wohl, wenn sie diese nicht erreichen.

Ich konnte bereits des Öfteren beobachten, dass diese Ideale in Wahrheit das vollkommene Gegenteil des eigentlich Erdachten sind. Erwachsene erkennen das auf den ersten Blick, Kinder nicht.

Es hat sich in der Praxis besonders bewährt, den Kindern die Ideale abspenstig zu machen, indem du, als Elternteil, deinem Kind zeigst, wie unsinnig dieses Ideal eigentlich ist.

Suche dir gute Argumente. Sie finden diese sicherlich!

Schritt 3 – Aktivität:

Der dritte Schritt ist die Aktivität. Nachdem die Ernährung angepasst wurde und die Motivation als Grundlage gelegt wurde, kann nun aktiv gehandelt werden.

Was macht Bewegung und Sport aus?

Dass Sport dazu beiträgt, die Kilos purzeln zu lassen, ist kein Geheimnis. Der Körper benötigt mehr Energie, wodurch mehr „gespeichertes" Fett verbrannt wird.

Aber nicht nur das Gewicht verbessert sich, sondern auch die Psyche. Sport trägt dazu bei, den Körper zu entspannen.

Die Erholung, die wir im vierten Schritt besprechen, kann nach einer vollständigen Ausschöpfung der Energiereserven am besten erfolgen.

Bereits erste Erfolge, die auf das Trainieren zurückzuführen sind, geben Erfolgsgefühle, was wiederum die Motivation stärkt.

Auf Muskelwachstum abgezielter Sport ist besonders beim Abnehmen geeignet. Muskeln haben eine höhere Ruheenergie als Fettzellen, wodurch der Körper selbst bei Innaktivität mehr Energie benötigt.

Welche Möglichkeiten haben Sportmuffel?

Dass es Kinder gibt, die sich so wirklich gar nicht für Sport interessieren, kann ich nachvollziehen. Gerade wenn das Übergewicht schon Hemmungen auslöst, kann Sport unangenehm sein. Wenn man nicht so kann, wie man will, dann führt das langfristig zu einer Abnahme der Motivation und negativen Gefühlen.

Für den Anfang reicht es sogar schon aus, dass gewisse Alltagssituationen angepasst werden.

Tipps für Kinder

Anstatt mit dem Bus zur Schule zu fahren, sollte dein Kind lieber laufen, wenn die Strecke es erlaubt. Sollte die Strecke zu weit sein, dann reicht es auch aus, wenn eine Haltestation früher ausgestiegen wird und der Rest gelaufen wird. Treppen sollten möglichst benutzt werden und der Fahrstuhl ignoriert. Die Fernbedienung des Fernsehers nicht direkt neben einen gelegt werden, sondern bewusst etwas weiter weggelegt, damit man sich bemühen muss, diese zu holen. Schon wenn dein Kind jede Stunde eine Minute lang steht, kann das kleine Erfolge erzielen.

- Das Trinken nicht mit ins Zimmer nehmen, sondern in der Küche stehen lassen, sodass der Weg gemacht werden muss.

- Schnell laufen, anstelle von langsam laufen. Schnell Radfahren, anstelle von langsam vor sich herfahren.

- Bewusste Umwege laufen, damit ein Tagesziel erreicht wird.

Es gibt viele Möglichkeiten, die den Alltag sportlich aktiver gestalten lassen.

Sportarten für Kinder

Bei Sportarten für Kinder sollte man stets auf das Alter achten. Kinder im Alter von 8 bis 13 Jahren sollten auf Ausdauer setzen. Kinder darüber dürfen Ausdauer auch gerne mit Kraftsport verbinden. Erst ab diesem Alter ist Kraftsport aus medizinischer Sicht zu empfehlen.

Sportarten sollten individuell auf die Vorlieben der Kinder ausgelegt sein. Sportarten könnten unter Anderem sein: Tanzen, Rudern, Tennisspielen, Schwimmen, Fußball, Kraftsport, Kampfsport, Joggen, Parkourtraining, Klettern und vieles mehr.

Spielend abnehmen

Kleine Kinder spielen gerne. Sie sind aktiv und wollen beschäftigt werden. Die folgenden Spiele unterstützen das Abnehmen und bereiten den Kindern zudem Spaß.

Fangenspiele: Sie gehören zu den ältesten und leichtesten Spielen für Kinder. Fangen und gefangen werden beschreibt das komplette Spiel. Es wird kein Equipment benötigt und kann demnach überall gespielt werden. Im Garten, in der Turnhalle oder einfach auf dem Schulhof. Neben dem Spaß und der aktiven Betätigung, werden die Kinder psychologisch gefördert. Sie lernen, strategisch zu denken, schnell Entscheidungen zu treffen und sich in Situationen hineinzuversetzen.

Wasserspiele: Kinder spielen bei warmem Wetter ausgesprochen gerne im Wasser. Ob am Pool im Garten, am Badesee, im Schwimmbad oder an der See – Wasserspiele sind abwechslungsreich und voller körperlicher Betätigung. Vom Fangen im Wasser, bis hin zum Ball spielen, ist jede Tätigkeit, die auch am Land möglich ist, im Wasser möglich und eine neue

Erfahrung. Der psychologische Nutzen ist derselbe wie beim Fangenspielen.

Gemeinschaftsspiele: Bereits ab einer Anzahl von zwei Kindern kommen andere Spiele in Betracht. Wetten-dass-Spiele sind eine tolle Abwechslung, die zudem psychologischen Nutzen haben. Das Internet ist ebenfalls voller möglicher Gemeinschaftsspiele.

Ballspiele: Fußball ist sowohl bei jüngeren wie auch bei älteren Kindern beliebt. Es erfordert Geschicklichkeit und Teamgeist. Neben Fußball ist Footbag, oder auch Hacky-Sacks genannt, ein Ballspiel, das leicht ist und zudem Spaß bereitet.

Interaktive Computerspiele: Spiele am Computer sind gewissermaßen möglich, solange sie eine aktive Betätigung erfordern und nicht im Sitzen gespielt werden. Spiele, die auf die Hardware von Kinect basieren, sind dafür vorgesehen.

Das Internet ist voller Spiele. Wenn dein Kind nicht allzu jung ist, dann lasse ihn in die Welt des Internets und es wird sicherlich ein paar Spiele finden, die er gerne einmal alleine oder mit seinen Freunden ausprobieren wird.

Schritt 4 – Erholung:

Der vierte Schritt folgt dem Dritten. Erholung ist das, was uns motivieren kann. Erhalten wir keine Erholung, dann verbinden wir sehr schnell Sport mit Stress. Das führt dazu, dass wir zukünftig diese „Situation" meiden werden. Stress ist ein Zustand, der eine Überforderung ausdrückt. Akuter Stress kann zu gesundheitlichen Schäden führen, sodass es sehr wichtig ist, dass genauso viel Wert auf die Erholung gelegt wird wie auf den Sport selbst. Eine nicht ausreichende Erholung kann mitunter dafür sorgen, dass die Kilos langsamer purzeln oder man gar nicht abnimmt. Im schlimmsten Fall nimmt man bei einer unzureichenden Erholungspause nicht ab, sondern zu. Denn der Körper schüttet Cortisol aus, wenn er gestresst ist. Cortisol ist ein Hormon und hindert den Fettabbau bzw. Muskelaufbau[10].

---

[10] Quelle: https://www.marathonfitness.de/stress-abnehmen-fettverbrennung/

Bei Erholungspausen füllt der Körper seine Energiespeicher wieder auf und die Muskeln erholen sich.

Stress kann aber auch positiv sein, sogenannter Eustress. Eustress kann dazu beitragen, dass wir Situationen mit mehr Elan verfolgen und Ziele verwirklichen.

Als Kind Stress vermeiden

Stress ist lediglich das, was als Stress empfunden wird. Das soll sagen, dass es an uns liegt, was wir als Stress bezeichnen. Zu meiner Schulzeit merkte ich, dass mich Leistungskontrollen und Klausuren in Stresssituationen versetzten. Dabei ist es doch gar nicht so schwer, diese zu vermeiden. Bereitet man sich gut und ausführlich auf den Stressor (den Stressfaktor, in diesem Fall die Klausur) vor, dann geht man ruhiger und gelassener an die Sache heran.

Im Alltag lässt es sich nicht immer vermeiden, dass man auch mal auf Stresssituationen stößt. Gerade Kinder gelangen in solche Stresssituationen, wenn sie neue und unbekannte Umstände erfahren. Ein einfacher und praxisbewehrter Tipp für Kinder ist folgender: Sagen Sie Ihrem Kind, dass es nicht als Ziel nehmen soll, perfekt zu sein. Es soll lieber jede neue Situation als Chance betrachten und nicht als letzte Chance. Es hat noch Tausende weitere Chancen im Leben. Sollte es diese nicht perfekt meistern, dann lernt er daraus und setzt dies in der nächsten um. Sie werden sehen, dass dein Kind deutlich gelassener an neue Situationen herangeht.

7 praxiserprobte Tipps, um als Kind mit Stress umzugehen

Tipp #1. Progressive Muskelentspannung

Der erste Tipp ist eine in der Medizin sehr beliebte Methode, um Stress abzubauen. Die 1920 von Jacobsen entwickelten Übungen setzten darauf, dass man gezielt lernt, die Muskeln zu entspannen. Jacobsen stellte bei seiner Forschung fest, dass man in Stresssituationen verkrampft, also die Muskulatur unbewusst anspannt. Seine Übungen gehen alle nach demselben Prinzip vor.

Die Muskeln werden bewusst angespannt und danach wieder entspannt. Dadurch bekommt man ein Gefühl für seinen Körper und kann diesen unter Stresssituationen besser kontrollieren[11].

Die Übungen können bereits ab einem Alter von 5 Jahren durchgeführt werden. Sie kosten nicht mehr als 5 bis 10 Minuten am Tag, sodass den Kindern noch genug Zeit für Schule und Privates bleibt.

Die guten Erfolge der Behandlungsmethode sind dafür verantwortlich, dass Ärzte regelmäßig zur progressiven Muskelentspannung raten.

Eine einfache Übung sieht wie folgt aus:

Dein Kind setzt sich auf einen Stuhl, legt seine Arme mit der Unterseite nach oben auf seine Oberschenkel und schließt die Augen. Er beginnt damit, die linke Hand bewusst zu einer Faust zu ballen, 10 Sekunden so zu belassen, und dann ganz bewusst zu entspannen. Diese Entspannung darf nicht nebensächlich erfolgen,

---

[11] Quelle: https://www.gesundheit.de/wellness/entspannung/entspannungs-know-how/progressive-muskelentspannung-nach-jacobson

sondern muss mit vollster Konzentration darauf erbracht werden. Nun fährt man mit der rechten Hand fort. Die Wiederholung liegt bei wenigen Malen und reicht bereits für den Anfang aus, um ein Gespür für seinen Körper zu bekommen.

Tipp #2. Autogenes Training

Autogenes Training ist ebenfalls eine in der Medizin angewandte Technik, die jedoch etwas komplizierter ist. Sie wurde ebenfalls 1920 entwickelt, jedoch überwiegend für Erwachsene. Damit dein Kind mit dieser Methode nicht überfordert ist, sollte es mindestens 8 Jahre alt sein.

Die Übungen haben dasselbe Ziel, nämlicg durch die Kraft des eigenen Willens einen Zustand der Entspannung zu erreichen. Damit dies gelingt, bedarf es einer professionellen Anleitung und Einführung. Das Training ist im Durchschnitt länger als das der progressiven Muskelentspannung und passt sich damit nicht so gut in das hektische Leben der Kinder an.

Tipp #3. Den Gedanken Freizeit geben

Die dritte Methode ist eine Abwandlung für das Meditieren, das für Erwachsene entwickelte wurde. Die Gedanken werden dabei von einer stressigen Situation weggeleitet und zu einer angenehmen beruhigenden Situation hingeführt.

Jede Methode, die dafür geeignet ist, die Kinder abzulenken, passt perfekt. Ob es eine Geschichte ist, die vorgelesen wird oder ein Hörbuch, das abgespielt wird. Egal was, Hauptsache die Gedanken fokussieren sich nur noch auf diese beruhigende und angenehme Sache.

Tipp #4. Meditativer Tanz

Das Meditieren bei Erwachsenen ist für Kinder oft zu schwer. Stundenlanges Rumsitzen und fokussieren auf nichts liegt den kleinen Rackern nicht.

Eine Tanzpädagogin dachte sich in den 1960er Jahren, dass für Kinder das Meditieren einfach durch Bewegung begleitet werden könnte. Die Kinder bewegen sich mit einfachen und wiederkehrenden Tanzschritten zu einer ruhigen Musik. Dabei konzentrieren sie sich vollkommen darauf und lassen ihren Gedanken freien Lauf.

Diese Methode ist natürlich ganz schön zeitintensiv, sodass das Kind auch Interesse daran zeigen muss. Natürlich darf einem das Tanzen auch nicht unangenehm sein, da sonst die Anspannungen und Hemmungen zu hoch sind und weniger ein beruhigender Zustand erreicht wird.

Tipp #5. Yoga

Yoga ist eine der bekanntesten und ältesten Methoden, um Stress abzubauen. Yoga vereint Meditation, Atemübungen und Körperübungen. Die Bewegung kommt den Kleinen zwar zugute, aber ein spezielles Programm für Kinder muss trotzdem ausgesucht werden. Die gleichen Übungen, die auch die Erwachsenen machen, eignen sich nicht für Kinder. Eine entsprechende Einrichtung zu finden, die speziell auf Kinder ausgerichtetes Yoga anbietet, ist schwer zu finden und mithin zeitaufwendig. Eine Wahl, die deshalb nicht als Erste getroffen werden sollte.

Tipp #6. Zeichnen

Das Zeichnen ist eine gute und kindgerechte Methode, um die kleinen Racker abzulenken. Das filigrane Arbeiten und konzentrieren auf die Striche und Felder ist eine optimale Lösung, um die Kinder abzulenken. Es passt sich gut dem Zeitplan der Kinder an und kann auch unauffällig unterwegs eingebracht werden. Einen Malbogen und ein paar bunte Stifte mitzunehmen, ist nicht besonders schwer.

Tipp#7. Atemübungen

Atemübungen sind auch darauf ausgerichtet, die Gedanken weg von einer Stresssituation und hin zu einer angenehmen Situation zu lenken. Indem sich das Kind bewusst und ausschließlich auf den Atem konzentriert, verliert es alle übrigen Gedanken. Da es aber ein gewisses Verständnis und Konzentrationsfähigkeit bedarf, ist diese Methode eher für ältere und ruhige Kinder geeignet. Zappelige und verspielte Kinder sollten auf andere aktivere Mittel zurückgreifen. Bereits eine Minute bewusste Konzentration auf den Atem reicht aus, um ein Zustand der Entspannung einzunehmen. Es ist überall möglich und überhaupt nicht zeitintensiv.

Fragen zum Verständnis

1. Wie sollte man mit Süßigkeiten umgehen?

2. Warum sollten Eltern bei der Ernährungsumstellung mit einem guten Vorbild voran gehen?

3. Wie bekommt man Kinder dazu, Gemüse zu essen?

4. Mit welchen Strategien lässt sich der Sport für Kinder ganz einfach in den Alltag einbauen?

5. Inwiefern spielt Stress eine Rolle beim Abnehmen?

KAPITEL 6

11 TIPPS, WIE MAN DIE MOTIVATION ZUM ABNEHMEN FINDET!

Einer der härtesten Dinge bei der Gewichtsabnahme ist die Motivation. Ist diese verschwunden, kommen viele Kinder ins Schwanken und fragen sich, wie sie dies überwinden können.

Hier habe ich 11 Tipps für dein Kind zusammengestellt, die ihm helfen können, wenn es keine ausreichende Motivation mehr hat.

Tipp #1. Inspiration finden

Finde das, was dein Kind glücklich macht am Sport und was es sich davon erhofft. Niemand beginnt aus Langeweile mit Sport. Ist es, weil es sich in körperlicher und psychischer Sicht besser fühlt? Oder geht es darum, das Herz von jemandem zu gewinnen, indem man einen attraktiveren Körper hat? Ist es, um schwere Erkrankungen wie Herzerkrankungen, Diabetes oder Schlaganfall vorzubeugen? Oder will dein Kind schönere Kleidung tragen, die in seiner Größe nicht verfügbar ist? Findet gemeinsam die Inspiration!

Tipp #2. Erstelle einen Plan

Es fällt dir leichter, dich an deine Ziele zu halten, wenn du einen Plan hast. Genauso geht es auch deinem Kind. Erstelle ihm einen Plan, der zu dem Wunschgewicht verhilft. Gewicht verlieren ohne Plan, ist wie an ein unbekanntes Ziel zu kommen ohne Karte.

Tipp #3. Setze realistische und erreichbare Ziele

Tipps für Kids: Konzentriere dich auf kurzfristige Ziele mehr als auf langfristige Ziele. Behalte nicht das Große, sondern erst das Kleine im Blickfeld. Die kleinen Dinge bauen sich zu dem Großen auf. Sollte dein großes Ziel sein, 10 oder auch 20 kg zu verlieren, dann setze dir erst einmal kleine Ziele. Solltest du nur die 10 oder 20 kg im Kopf haben, wirst du enttäuscht und entmutigt sein, wenn dieses Ziel nach wenigen Monaten immer noch nicht erreicht ist. Wenn du dir aber kleine Ziele setzt wie 2 oder 4 kg im Monat, dann wirst du jeden Monat ein realistisches Ziel haben, das dir möglicherweise jeden Monat ein Erfolgserlebnis bietet.

Tipp #4. Engagiere einen persönlichen Trainer für dein Kind

Wenn dein Budget es erlaubt, engagiere doch einen persönlichen Trainer für dein Kind. Ein persönlicher Trainer wird nicht nur den Trainingsablauf organisieren, sondern er wird auch in der Lage sein, dein Kind auf dem richtigen Weg und motiviert zu halten.

Tipp #5. Herausforderung

Konkurrenzdruck kann gut für dein Kind sein. Es kann zusätzliche Motivation gewinnen, die dabei hilft, die Ziele zu erreichen. Hier ist allerdings Vorsicht geboten! Denn Kinder sollten sich selbst nicht ständig mit anderen vergleichen müssen. Das stresst sie nämlich nur unnötig. Sie sollten sich stattdessen eher mit sich selbst vergleichen. Der eigene Fortschritt kann schon eine Herausforderung sein. Wie viel habe ich letzten Monat gewogen und wieviel wiege ich jetzt? Sobald Kinder ihre Fortschritte sehen, wird sie das zusätzlich anspornen.

Tipp #6. Belohnung

Kinder sollen für ihre Ziele belohnt werden. Wir haben ja bereits gesagt, dass du deinem Kind kleine Ziele setzten solltest. Hätte es nur ein Großes, wäre das mit der Belohnung ja nicht so lohnenswert. Jedes kleine Ziel belohnst du mit einer Sache, die ihm Spaß und

Freude bereitet. Gut wäre natürlich, wenn das nicht unbedingt Essen ist, was ihm Spaß und Freude macht. Schaue dir einen Film mit ihm an oder geht ins Schwimmbad. Mach ihm ein kleines Geschenk. Es kann ein Kleid, ein Paar Schuhe, eine CD oder DVD sein, die es sich wünscht[12].

Tipp #7. Übung sollte nicht lästig und schmerzhaft sein

Finde Übungen und Aktivitäten für dein Kind, die ihm wirklich Spaß machen. Nicht jede Sportart macht Spaß, das ist klar. Aber eine Sportart findest du sicherlich für ihn, die die restlichen überwiegt. Versuche es mit Tanzen, Spinning oder einfach nur Wandern. Finde einen Trainingspartner für dein Kind. Studien zeigen, dass, wenn du mit jemandem trainierst, du dich eher an dein Übungsprogramm halten wirst.

---

[12] Quelle: https://fitnesstester.tv/hilfe-mein-kind-ist-zu-dick-was-kann-ich-machen-hier-10-tips-wie-sie-ihrem-kind-helfen-koennen/

Tipp #8. Variiere das Training

Halte nicht an den gleichen Sachen fest, um Gewicht zu verlieren. Die Macht der Gewohnheit ist eine lähmende Macht. Das merken deine Kinder schnell. Gönne ihnen eine Vielzahl von Workouts wie Aerobic, Fitness, Wandern, Joggen, Laufen etc. Die Abwechslung von Aktivitäten sorgt dafür, dass das Interesse und die Motivation bis zum Ziel beibehalten werden.

Tipp #9. Gesunde Ernährung

Je gesünder die Ernährung ist, desto mehr Energie hat dein Kind und desto motivierter wird es sein. Niemand hat Lust auf Sport, wenn ihm die Energie fehlt. Gutes Essen treibt das Training voran.

Tipp #10. Tägliches Wiegen schadet

Sich täglich zu wiegen hat mehr Nachteile als Vorteile. Was bringt einen das Wissen über das Gewicht, das man genau vor wenigen Stunden hatte? Nichts! Die täglichen Gewichtsschwankungen, die im Übrigen ganz normal sind, werden die Motivation deines Kindes nur beeinträchtigen. Unser Gewicht verändert sich von Tag zu Tag. Am besten wiegst du dein Kind 1-mal pro Woche zur gleichen Uhrzeit. Manche Experten meinen, dass einmal im Monat genügt. Denke immer an die Belohnung und das Risiko, dass du dein Kind mit dem Wiegen enttäuschen könntest.

Tipp #11. Informiere deine Kinder

Informiere deine Kinder über die Vorgänge, die beim Sport geschehen. Lasse sie in die Welt der Fitness eintauchen und sie werden beim Training viel motivierter sein. Wenn sie wissen, was sie machen, wird ihnen das deutlich mehr Spaß bereiten. Eine der besten Möglichkeiten, sich zu informieren, sind Fitness-Blogs. Du triffst auf Menschen, die die gleichen Ziele wie du haben und du erfährst, wie sie diese erreichten. Abonniere Fitness-Webseiten, sodass du täglich Motivation direkt zu deiner Inbox bekommst. Diese Information gibst du an deine Kinder weiter. Dieser Blog ist zum Beispiel ein guter Anfang: www.Bauchspeck-Weg.com

Fragen zum Verständnis

1. Wieso sind kleine Ziele so wichtig beim Abnehmen?

2. Aus welchem Grund sollte man sein Kind nicht täglich wiegen?

3. Welche Möglichkeiten gibt es, um sich selbst und sein Kind über das Abnehemen zu informieren?

KAPITEL 7

DIE 29 BESTEN ABNEHMTIPPS FÜR KINDER UND TEENAGER

Wie Jugendliche, Teenager oder Kinder schnell zu Hause abnehmen können? Hier sind die 29 besten Abnehmtipps für Kinder und Teenager an die Eltern!

Jugendliche haben eine Menge Energie und können sehr leicht viel Gewicht in einem relativ kurzen Zeitraum verlieren.

1. Fangen wir beim Frühstück an

Einige Jugendliche denken, dass das Überspringen des Frühstücks ein schneller Weg ist, um Gewicht zu verlieren. Allerdings wird das Frühstück den Stoffwechsel ankurbeln und eine Überernährung während des Tages verhindern. Wähle für deine Kinder eine Mahlzeit, die Eiweiß enthält, für mehr Kraft, wie ein Eiweiß-Omelett mit Mozzarella-Käse, Obst und Milch. Ballaststoffreiche Lebensmittel, wie Vollkorntost oder Vollkornbrot sind auch gute Optionen.

2. Ausreichend Schlaf

Schlaf ist die wichtigste Erholungsphase des Körpers. Er sorgt dafür, dass Giftstoffe abgestoßen werden und dass unsere Muskel- und Gehirnzellen entspannen können. Haben wir Menschen aber zu wenig Schlaf, bringen wir unseren Stoffwechsel aus dem Gleichgewicht, was dazu führt, dass wir schneller Fett ansetzen, da wir Lebensmittel nicht mehr in verwertbare Energie umwandeln können. Achte darauf, dass dein Kind ausreichend Schlaf bekommt. Gerade junge Kinder benötigen mehr Schlaf als Teenager.

Die Kettenreaktion: Wenig Schlaf – weniger Energie – verstärkte Speicherung von Energie in Fett – Fettpolster wachsen.

3. Achte darauf, dass deine Kinder nicht zu viele Softdrinks, Säfte und Sportgetränke trinken

Softdrinks sind ein echter Wohlfühlfigur-Killer. Wenn dein Kind sie ab und zu trinkt, ist es vollkommen in Ordnung, aber es sollte echt selten vorkommen. Sie enthalten Zucker und entziehen dem Körper wertvolles Wasser.

Ersetze die Drinks deiner Kids lieber mit Wasser. Damit die Verdauung und all die anderen Körperfunktionen perfekt laufen, ist Wasser das Wichtigste überhaupt. Wasser ist der Antrieb des Stoffwechsels, denn nur mit Wasser ist der Körper in der Lage, Nahrung zu zerlegen und sie im Körper zu transportieren. Ist es nicht vorhanden, lagert sich die Energie im Fettspeicher ab.

Ohne Wasser wird dein Kind kaum Fett verbrennen können. Im Gegenteil: Es wird rasant schnell an Fett zulegen.

Dein Kind sollte mindestens 8 Gläser Wasser pro Tag trinken! Wasser spült unerwünschte Toxine aus dem

Körper und hält das Gehirn fit. Es lässt dein Kind den ganzen Tag über hydratisiert.

4. Freunde treffen

Durch die Straßen schlendern, reden, lachen, diskutieren – all das kostet Energie. Jede Menge Energie. Wenn man nicht jedes Treffen in ein Festessen verwandelt, sind soziale Aktivitäten perfekt, um Kalorien zu verbrennen! Deine Kinder profitieren davon.

5. Radfahren

Fahrradfahren steigert den Stoffwechsel. Besonders wenn schnell gefahren wird, dann verbrennt der Körper besonders viele Kalorien. Bereits eine Stunde schnelles Fahren lässt dein Kind 500 bis 1.000 Kalorien pro Stunde verbrennen.

6. Vermeide deinen Kindern, Fast-Food und willkürlich Snacks zu gestatten

Ein gelegentlicher Burger mit Pommes ist nicht so schlimm, aber vermeide es deinen Kindern, diese Arten von Lebensmittel täglich zu geben.

Vermeide auch, dass deine Kinder willkürlich Snacks essen, wenn sie nachmittags hungrig sind! Halte die Snacks gesund.

Achte auch auf andere Gründe, die deine Kinder zum Naschen antreiben können wie Langeweile, Müdigkeit oder einfach nur schlechte Laune. Emotionales Essen macht alles nur noch schlimmer und wird deinen Kindern nur noch mehr Probleme bereiten. Gehe stattdessen auf sie ein und überlegt gemeinsam, was sie wirklich brauchen. Vielleicht ist es ein bisschen mehr Zuneigung von Seiten der Eltern oder ihnen liegt etwas auf der Seele, über das sie reden möchten.

7. Bewusstes Essen

Ein extrem, wirklich extrem wichtiger Punkt! Iss nicht weniger, nur besser und bewusster! Dieser Punkt ist extrem wichtig für deine Kinder. Gerade die Kleinen sollten nicht am Essen sparen. Denn sie befinden sich noch in der Wachstumsphase und brauchen Nährstoffe. Sorge daher dafür, dass sie einfach gesünder essen und ihnen alle Nährtoffe zur Verfügung stehen.

Lass den Fernseher beim Essen mit den Kindern aus, leg das Handy weg und lasse ein wenig ruhige Musik laufen, damit sich dein Kind auf das Essen konzentrieren kann. Wenn du zusätzlich deine Kinder dazu ermutigst, noch ordentlich zu kauen, wirst du wahre Wunder bei deinem Kind erleben.

Bewusstes Essen ist das A und O! Besonders, weil wir in unserer heutigen Zeit unser Essen bloß noch herunterschlucken, ohne es von „oben bis unten" zu genießen.

8. Steigere den Stoffwechsel deiner Kids

Indem du deinen Kindern vier bis sechs kleine Mahlzeiten in einem zwei bis drei Stundentakt anbietest, kannst du den Stoffwechsel deiner Kleinen steigern. Es ist wissenschaftlich bewiesen, dass man durch häufiges Essen den natürlichen Stoffwechsel des Körpers ankurbeln kann.

Das bedeutet, dass deine Kleinen mehr Fett verbrennen werden und damit den ganzen Tag über zu einer Fettverbrennungsmaschine werden.

9. Kohlenhydrate unter Kontrolle haben

Nicht die Fette, sondern die Kohlenhydrate sind meist die Übeltäter, wenn es ums Hüftgold geht. Das liegt daran, dass in den meisten Speisen und Dickmachern einfach extrem schlechte, nicht sättigende Kohlenhydrate enthalten sind. Man nennt sie auch einfache Kohlenhydrate. Diese sind zum Beispiel in Zucker und Weißmehl enthalten. Sie lassen den Stoffwechsel schnell in die Höhe treiben und ihn ebenfalls schnell wieder abfallen. Das führt dazu, dass wir unseren Stoffwechsel schnell wieder ankurbeln wollen und wir greifen wieder zu einfachen bzw. schnellen Kohlenhydraten. So entstehen übrigens Heißhungerattacken.

Dadurch nehmen wir Menschen mehr Kohlenhydrate auf, als wir eigentlich verbrennen können. Sorge dafür, dass dein Kind nicht unbedingt mehr als 150 Gramm Kohlenhydrate pro Tag zu sich nimmt. Außerdem sollten diese Kohlenhydrate komplex sein. Solche Kohlenhydrate sind zum Beispiel in Vollkornprodukten, Nüssen und Samen enthalten[13].

Am besten lassen sich diese verdauen, wenn sie getrennt von fettreichen Lebensmitteln gegessen werden, da auf diese Weise die Verdauung unterstützt und ein Blähbauch vermieden wird.

10. Tägliches Training

Dein Kind sollte jeden Tag mindestens eine Stunde trainieren, auch wenn es nur ein langer Spaziergang ist. Dabei sollte es Aktivitäten auswählen, die es mag. Ein einfacher Weg, um schnell Gewicht zu verlieren und ein guter Weg, um die täglichen körperlichen Aktivitäts-Anforderungen zu erreichen, ist durch den

---

[13] Quelle: https://www.worldsoffood.de/gesundes-und-bio/item/168-kohlenhydrate-gute-und-schlechte-kohlenhydrate.html

Beitritt eines schulischen athletischen Teams. Basketball, Tennis, Strecke und andere organisierte Aktivitäten werden bei der Verbrennung von Kalorien und Gewichtsabnahme schnell helfen.

Deine Kinder sollten sich Freunde einladen, die sich gegenseitig auf der Reise zur Gewichtsabnahme begleiten und dadurch nicht untätig vor dem Fernseher hocken.

Solange der TV an ist, ist die Versuchung groß, sich auf die Couch zu pflanzen und zu relaxen. Hinzu kommt, dass wir Menschen wortwörtlich verblöden, weil wir nicht mehr eigenständig denken, sondern unsere Gedanken leiten lassen. Auch das verbrennt nicht sonderlich viele Kalorien.

11. Eiweiß ist King

Proteine sind optimal für die Verbrennung von Fett, da sie den Stoffwechsel anregen und regulieren. Weiterhin bilden sie den Werkstoff für neue Zellen und für neues Gewebe, ergo für Muskeln, Haut und Haare.

12. Diäten ignorieren

Lass dich nicht auf Diäten für dein Kind ein. Nie! Sie sind nämlich nichts weiter als ein Zerstörer des Stoffwechsels. Am Ende werden deine Kinder damit bestraft, noch schneller und noch mehr Gewicht zuzunehmen.

Die einzige Lösung besteht darin, im Alltag mehr Kalorien zu verbrauchen, als man zu sich nimmt ohne extreme Hungerphasen.

13. Naturbelassene Nahrung essen

Wie schon bei einem vorherigen Tipp gesagt: Dein Kind muss nicht unbedingt weniger essen, nur besser! Darum sollte das Kind so naturbelassen, wie nur möglich essen. Heißhungerattacken werden sich reduzieren und dein Kind ist von mehr Energie und Lust erfüllt.

Das sind alles Faktoren, die das Fett schmelzen lassen[14].

---

[14] Quelle: https://www.test.de/Gesunde-Ernaehrung-Vorbild-Eltern-1429171-0/

14. Niemals übermäßig hungern

Zu Beginn einer Abnehmphase kann es durchaus mal vorkommen, dass dein Kind etwas Hunger hat. Wenn es sich aber gut ernährt und viel naturbelassene Nahrung zu sich nimmt, muss es keine Angst haben. Dein Kind wird ausreichend versorgt sein.

Allerdings solltest du niemals dein Kind extrem hungern lassen, sodass sein Energielevel rapide absinkt. Denn dann es in eine Extremphase über, von der sich der Körper nur sehr langsam erholen wird.

15. Regelmäßig kalt duschen

Einmal am Tag eine kalte Dusche für mindestens 60 Sekunden kann den Stoffwechsel stark anregen und stärkt das Immunsystem. Die Folge: Mehr Energie und erhöhte Fettverbrennung. Empfehle es deinen Kindern, überlasse ihnen aber die Entscheidung. Kein Druck ist oberstes Gebot!

16. 3 Stunden vor dem Schlafen kein Essen mehr

Während wir schlafen, muss unser Körper sich erholen. Das geschieht am besten, wenn er nicht über Nacht noch eine ordentliche Portion Pasta verdauen muss. Diese wird nämlich direkt in den Fettspeicher transportiert, da es für den Körper am einfachsten ist. Das hat zur Folge, dass wir am nächsten Morgen nicht richtig ausgeschlafen sind.

Sorge dafür, dass deine Kinder frühzeitig essen und nicht erst kurz vor dem zu Bett gehen.

17. Viel Obst und Gemüse

Obst und Gemüse haben den Vorteil, dass sie nur wenige Kalorien liefern, dafür aber jede Menge Wasser und Vitalstoffe. Diese sorgen dafür, dass alles im Körper optimal läuft und regen den Stoffwechsel an.

Zudem sind die richtigen Gemüsesorten wunderbar sättigend wie beispielsweise Möhren, Brokkoli, Spinat – frisch versteht sich.

Ermutige deine Kinder, mehr Obst und Gemüse zu essen.

18. Treppen anstatt Fahrstuhl

Heutzutage leben wir in einer Rolltreppen-Gesellschaft. Kaum einer nutzt noch die guten alten Treppen. Das ist mitunter ein Grund, weshalb viele Menschen dazu neigen, übergewichtig zu sein. Das Benutzen der Rolltreppen oder Fahrstühle steht dabei symbolisch für die allgemeine Faulheit.

Ermutige deine Kinder dazu, jeden Tag auf die nicht so bequemen Dinge zu setzen. Dadurch werden sie ein paar Kilokalorien mehr verbrennen.

19. Gute Fette

Fette sind ein wunderbarer Nährstoff. Sie sind sogar essentiell wichtig für unseren Organismus und regulieren unsere Fettverbrennung, allerdings nur dann, wenn wir die richtigen Fette zu uns nehmen, die sich in pflanzlichen Nahrungsmitteln befinden. Omega 3 und 6 befinden sich u. a. in Avocados, Oliven, Kokosnüssen, grünen Gräsern, Kakao, Nüssen und Saaten.

Achte darauf, dass deine Kinder gesunde Fette zu sich nehmen. Beim Kochen solltest du dabei stets auf diese ausweichen.

20. Morgens ordentlich satt essen

Am Morgen benötigt unser Körper am meisten Energie. Er muss eine lange Durststrecke kompensieren und sollte daher mit guter, basischer Ernährung gefüttert werden. Am Morgen sind viele Früchte und eine üppige Portion Cerealien mit Nüssen u. ä. Gold wert.

Dein Kind sollte so viel essen, bis es satt ist, aber nie mehr!

21. Kaltes Wasser trinken

Indem wir kaltes Wasser zu uns nehmen, wird der Körper dazu aufgefordert, dieses auf Betriebstemperatur (37 °C) zu bringen. Das kostet Energie und verbrennt somit ein paar Kalorien mehr am Tag.

Natürlich sollte das Wasser nicht eiskalt sein, da es sonst dazu kommt, dass wir viel zu wenig trinken.

Besonders Kinder trinken dann weniger. Immerhin kann es auf Dauer recht unangenehm sein. Solange es kühl ist oder nur ab und zu mal eiskalt ist, reicht das vollkommen aus.

Wenn du deinen Kindern den positiven Nutzen dahinter erklärst, werden sie das Wasser sichlich öfter in den Kühlschrank stellen.

22. Ein Fitnessarmband zulegen

Eine weitere Motivation, um sich mehr zu bewegen, kann ein Fitnessarmband sein. Indem die Schritte gezählt werden, werden die Kalorien getrackt und man wird ermutigt, immer wieder Rekorde aufzustellen. Diese Motivation kann gerade Kindern dabei helfen, immer wieder neue Rekorde aufzustellen.

Irgendwie scheint es im Inneren unseres Menschen veranlagt zu sein, dass wir unbedingt gute „Zahlen schreiben" wollen. Gerade Kinder begeistern sich für die Technik am Handgelenk sehr und sehen darin ein Spiel. Ein Spiel, das zudem sehr positive Auswirkungen hat.

23. Ein 5-Minuten HIIT Training

Wer die Fettverbrennung seiner Kinder etwas schneller vorantreiben möchte, kann sich gerne mit einem kurzem und knackigem HIIT Training auseinandersetzen. Das Gute dabei ist, dass es überhaupt nicht lange dauert und wirklich in jeden Alltag hineinpasst, vor allem in den Alltag eines Kindes. Jeder Mensch hat 5 Minuten pro Tag Zeit.

Ein effektives HIIT Training kann aus allen möglichen Übungen bestehen. Wichtig ist, dass man eine Übung immer nur 20 Sekunden lang macht und anschließend 10 Sekunden nutzt, um durchzuatmen.

Das Ganze ist viel anstrengender, als es sich anhört! Auf spielerische Art zeigen Kinder aber oft Interesse daran.

24. Den Haushalt regelmäßig machen

Der Haushalt gehört zu den Tätigkeiten, die wir gerne mal auf morgen verschieben. Gerade Kinder verschieben ihre Aufgaben zu gerne. Wie wäre es aber, wenn du ihnen daraus eine kleine Bewegungschallenge machst? Sozusagen als Spiel.

Zum Beispiel kannst du dir den Timer stellen und dein Kind soll versuchen, so schnell wie möglich alles zu erledigen. Das ist natürlich nicht nötig.

Wenn du dein Kind aber jeden Tag daran erinnerst, dass der Haushalt ein wunderbares Instrument ist, um zusätzliche Kalorien zu verbrennen, wird es nach und nach ein kleines bisschen schneller abnehmen und gleichzeitig den Haushalt unterstützen.

25. Scharfes Essen

Scharfes Essen hat den wunderbaren Effekt, dass es den Kreislauf und damit auch den Stoffwechsel anregt. Dadurch wird unser gesamtes System hochgefahren, sodass wir Nahrung schneller verdauen, verwerten und verbrennen können.

In diesen Kreislauf reihen sich auch unsere Fettreserven ein, die schneller schmelzen. Kinder vertragen scharfe Gerichte nicht so gut, sodass behutsam vorgegangen werden muss. Der Effekt wird aber trotzdem erzielt.

26. Grüner Tee

Grüner Tee hat die wunderbare Wirkung, den Körper zu entwässern. Ein Großteil unseres Gewichts machen nämlich unnötige Wasserreserven aus, die unser Körper einspeichert, wenn wir übersäuert sind oder zu zuckerreich essen.

Damit das ganze überschüssige Wasser aus den Zellen kommt, eignet sich grüner Tee wunderbar an. Ebenso kann er unseren Stoffwechsel anregen und dafür sorgen, dass wir schneller Fett abbauen oder langsamer Fett zulegen.

Kinder süßen sich Grünen Tee oft zu sehr, sodass in diesem Fall lieber darauf verzichtet werden sollte.

27. Lachen

Kaum eine Tätigkeit verbraucht so viele Kalorien wie das Lachen. Und dabei ist es so gesund und einfach. Wenn wir lachen, schütten wir jede Menge Glückshormone wie Dopamin und Serotonin aus, die zum einen dafür sorgen, dass wir uns pudelwohl fühlen und zum anderen als starkes Antioxidans wirken.

Lachen ist somit ein effektiver Krankheitskiller. Studien zeigen, dass Kinder bereits mehr lachen als Erwachsene, sodass es nur schwer möglich ist, daran etwas zu verbessern.

28. Selbst kochen

Wer selbst kocht, hat selbst in der Hand, was ins Essen kommt. In Restaurants muss man nicht zwangsläufig schlechtes Essen bekommen. Jedoch weiß man nie so genau, welche Chemikalien, Geschmacksverstärker oder welche Lebensmittel genau verwendet werden.

Es macht einen großen Unterschied, ob man billiges Rapsöl oder hochwertiges Kokosöl beim Kochen verwendet. Denn die Qualität der Lebensmittel hat einen ebenso großen Einfluss auf unser Gewicht wie die Menge.

Kinder beim Essen mit einzubeziehen, ist eine super Möglichkeit und bereitet den Kleinen zudem oftmals Spaß.

29. Entspannung nicht vergessen

Abnehmen bedeutet nicht nur, so viele Kalorien wie möglich zu verbrennen!

Es ist genauso wichtig, dass man eine gute Balance zwischen „Aktivität" und „Entspannung" pflegt. Denn während der Entspannung kann der Körper all seine Funktionen regulieren – unter anderem auch die Verdauung und die Fettverbrennung.

Also lasse deinem Kind auch ruhig mal die Entspannung, die es verdient hat.

Fragen zum Verständnis

1. Was bedeutet es, bewusst zu essen?

2. Auf welche Art von Kohlenhydrate sollte man setzen?

3. Welche Art von Fette sollten Kinder zu sich nehmen?

4. Wie hilft Grüner Tee beim Abnehmen?

5. Was ist HIIT Training und was bewirkt es?

105

KAPITEL 8

IST DAS ABNEHMEN FÜR KINDER GEFÄHRLICH?

Normalerweise ist das Abnehmen für Kinder nicht gefährlich - eher im Gegenteil. Studien haben gezeigt, dass Fettleibigkeit schon in frühen Jahren zu unzähligen Krankheiten und gesundheitlichen Problemen führen kann. Dazu gehören Krankheiten wie zum Beispiel:

- Diabetes

- Bluthochdruck

- Herz-Kreislauf-Erkrankungen

- Gelenkerkrankungen

- Krebs

- Fettstoffwechselstörungen[15]

---

[15] Quelle: https://www.brigitte.de/gesund/abnehmen/adipositas--wenn-uebergewicht-gefaehrlich-wird-11243934.html

Alleine in Deutschland sind 15 Prozent aller Kinder von 3 bis 17 Jahren übergewichtig. Somit befinden sich fast zwei Millionen Kinder in der Risikogruppe. Nicht nur die körperliche Gesundheit, sondern auch die psychische Gesundheit der Kinder wird durch ihr Übergewicht belastet. Mobbing durch andere Kinder und ständige Ermahnungen von Eltern oder anderen Erwachsenen können zu ernsthaften psychischen Problemen bei Kindern führen. Nicht selten hat das Übergewicht sogar Depressionen und Angststörungen zur Folge[16].

Somit kann man sagen, dass es für das Kind generell gefährlicher ist, fettleibig zu sein und dass das Abnehmen zur allgemeinen Gesundheit des Kindes beiträgt.

---

[16] Quelle: https://www.bzga-kinateruebergewicht.de/basisinformationen/fakten-und-folgen/

Essstörungen bei Kindern

Jedoch gibt es auch Ausnahmen. Diese bilden vor allem Kinder und Jugendliche mit Essstörungen. Denn nicht nur Erwachsene, sondern auch Babys und Kleinkinder können eine Esstörung entwickeln. Die klassischen Esstörungen, wie Bulimie oder Magersucht, werden aber eher bei älteren Kindern und Jugendlichen diagnositiziert.

Im Allgemeinen kann man sagen, dass variierende Essgewohnheiten bei Kindern aber ganz normal sind. Manche Kinder sind sehr wählerisch mit dem Essen, sodass sich der Speiseplan manchmal bis auf ein Minimum reduziert. Es kann auch sein, dass das Kind wochenlang nur Kartoffeln essen möchte oder manche Mahlzeiten komplett verweigert. In einem gewissen Rahmen ist das völlig normal.

Bei solchen Verhaltensweisen muss man sich zunächst noch keine Sorgen machen. Man sollte allerdings regelmäßig den BMI des Kindes checken, um zu überprüfen, ob es sich noch in einem gesunden Gewichtsbereich befindet.

Ist alles in Ordnung, dann sollte man das Kind selbst entscheiden lassen. Kinder wissen meist sehr gut, wie viel und welche Nahrung ihr Körper braucht. Sie haben meist noch ein besseres Gefühl für Sättigung und Hunger als wir Erwachsenen.

Daher sollte man das Kind niemals zwingen, den Teller leer zu essen. Denn damit stört man nur die innere Wahrnehmung von Sättigung und Hunger.

Man sollte dennoch bei übergewichtigen Kindern, aber auch bei Kindern mit einem normalen Körpergewicht, darauf achten, dass sie überwiegend gesunde Lebensmittel essen und mit all den wichtigen Nährstoffen versorgt sind[17].

Vegane Ernährung bei Kindern

Von einer rein veganen Ernährungsweise für Kinder raten Experten ürigens ab. Eine vegane Ernährung schützt zwar nachweislich vor vielerlei Krankheiten,

---

[17] Quelle: https://www.anad.de/essstoerungen/essstoerungen-bei-kindern/

allerdings kann sie in der Wachstumsphase, in der sich Kinder und Jugendliche noch befinden, zu einem gesundheitlichen Risiko führen.

Denn viele Nährstoffe, wie Eisen, Jod und Proteine, werden aus der pflanzlichen Nahrung nur schwer aufgenommen, sodass man sie kaum ersetzen kann. Vitamin B12 müsste man außerdem mit Nahrungsergänzungmitteln ersetzen.[18]

Generell ist eine vegane Ernährung bei Kindern zwar nicht unmöglich, aber das Risiko, dass die Kinder dadurch an einem Nährstoffmangel leiden, ist laut Experten groß. Die Meinungen gehen hier jedoch sehr weit auseinander. Deshalb sollte man an dieser Stelle selbst entscheiden, ob man bei seinem Kind auf eine vegane Ernährungsweise setzt oder nicht.

---

[18]   Quelle: https://www.zentrum-der-gesundheit.de/vegane-ernaehrung-kinder-ia.html

Fragen zum Verständnis

1. Warum ist es für Kinder gefährlicher, fettleibig zu sein, als abzunehmen?

2. Wie sollte man mit Kindern umgehen, die ihren Teller nicht leeressen wollen?

3. Eignet sich eine vegane Ernährungsweise für Kinder?

KAPITEL 9

DER ERNÄHRUNGSPLAN – SO SCHAFFT ES DEIN KIND SICHER!

Damit es deinem Kind leichter fällt, abzunehmen, habe ich einen Ernährungsplan entwickelt, der zeigen soll, wie zum Beispiel sieben Tage mit einer gesunden Ernährungsweise aussehen können. Die leckeren Rezepte ohne außergewöhnliche Zutaten findest du im letzten Unterkapitel. Sie sind einfach, kindgerecht und natürlich gesund!

Der Ernährungsplan

	Frühstück	Mittagessen*	Snack	Abendessen
Montag	Haferbrei mit Blaubeeren	Kartoffel-Möhren-Brei mit Rucola-Salat	Geschnittenes Obst und Gemüse	Nudelpfanne
Dienstag	Bananen-Pfannkuchen	Kürbis-Auflauf mit Hähnchen	Geschnittenes Obst und Gemüse	Süßkartoffel-Pommes
Mittwoch	SelbstgemachtesSchoko-Müsli	Fischfrikadellen mit Avocado-Kartoffel-Salat	Geschnittenes Obst und Gemüse	Cremige Brokkoli-Suppe
Donnerstag	Avocado-Ei-Sandwich	Gefüllte Champignons mit Rucola-Salat	Geschnittenes Obst und Gemüse	Röstis mit Spiegelei
Freitag	Haferbrei mit Blaubeeren	Nudelpfanne	Geschnittenes Obst und Gemüse	Kartoffel-Möhren-Brei

Samstag	Bananen-Pfannkuchen	Süßkartoffel-Pommes mit süßemSchichtsalat	Geschnittenes Obst und Gemüse	Hähnchen-Tacos
Sonntag	SelbstgemachtesSchoko-Müsli	Zucchini-Bratlinge	Geschnittenes Obst und Gemüse	Champignon-Pfanne

* zum Mittagessen kann ein kleiner Nachtisch mit einer Süßigkeit gereicht werden.

Die Rezepte

<u>Frühstück</u>

Haferbrei mit Blaubeeren

50 g	Haferflocken
150 ml	Milch (bzw. Hafermilch)
1	Banane
1 Prise	Zimt
1 Handvoll	Blaubeeren

1. Gib die Haferflocken mit der Milch in einen Topf und schneide die Banane klein. Gib sie dazu.
2. Vermenge alles miteinander und lasse es bei niedriger Hitze köcheln, solange bis eine sämige Masse entsteht.
3. Gib zum Schluss noch Zimt und Blaubeeren hinzu.

Bananen-Pfannkuchen

50 g	Haferflocken
100 ml	Milch (bzw. Hafermilch)
1	Banane
1	Ei
	Zimt
	Kokosöl

1. Mixe zuerst die Haferflocken in einem Standmixer, bis es pulvrig ist. Gib danach die Hafermilch, die Banane, das Ei und etwas Zimt hinzu und vermenge alles miteinander.
2. Erhitze danach etwas Kokosöl in einer Pfanne und gib den Teig in kleinen Portionen hinzu. Backe die Pfannkuchen von beiden Seiten goldbraun an.

Avocado-Ei-Sandwich

1 Scheibe	Vollkornbrot oder Roggenbrot
1	Ei
¼	Avocado
¼	Tomate
	Salz und Pfeffer

1. Toaste die Scheibe Brot und koche das Ei für etwa 8 Minuten.

2. Schneide dann das Ei und die Tomate in dünne Scheiben. Beschmiere die Scheibe Vollkornbrot mit Avocado und belege sie mit dem Ei und der Tomate. Würze das Ganze nach Belieben mit Salz und Pfeffer.

Selbstgemachtes Schoko-Müsli

50 g   gemahlene Mandeln

50 g   Walnüsse

100 g   Haferflocken

30 g   Kakaopulver (60 % Kakaoanteil)

                        Agavensirup oder Honig

1. Gib die gemahlenen Mandeln, Wallnüsse und Haferflocken zusammen mit dem Kakaopulver und dem Agavensirup in eine Schüssel und vermenge alles miteinander, sodass eine klebrige Masse entsteht.

2. Verteile danach alles auf einem mit Backpapier ausgelegten Backblech und backe es bei 120 Grad für ca. 1 Stunde im Ofen. Wende das Müsli zwischendurch immer mal wieder. Es schmeckt hervorragend mit Milch oder Hafermilch zum Frühstück.

Mittag- und Abendessen

Kartoffel-Möhren-Brei

100 g	festkochende Kartoffeln
100 g	Möhren
	Olivenöl
50 ml	Milch
	Salz und Pfeffer
	frischer Muskatnuss

1. Schäle die Kartoffeln und Möhren, schneide sie in Stücke und koche sie gar.

2. Mixe das Gemüse mit einem Handrührgerät und gib dabei nach und nach etwas Milch hinzu.

3. Würze nach Belieben den Brei mit Salz, Pfeffer und Muskatnuss.

Nudel-Pfanne

100 g	Vollkornnudeln
½	Zucchini
½	Kohlrabi
1	Möhre
	Frischkäse
	Olivenöl
	Salz und Pfeffer

1. Koche die Vollkornnudeln weich und schneide das Gemüse klein.

2. Brate das Gemüse mit etwas Olivenöl in einer Pfanne an und füge die Vollkornnudeln hinzu.

3. Gib nach Belieben etwas Frischkäse und Salz und Pfeffer hinzu.

Süßkartoffel-Pommes

200 g   Süßkartoffeln

1 EL   Olivenöl

Salz und Pfeffer

Paprikapulver

Currypulver

1. Wasche die Süßkartoffeln ab und schneide sie in dünne Streifen. Lege sie auf ein Backblech und gebe Olivenöl, Paprikapulver, Currypulver und Salz und Pfeffer darüber.

2. Backe die Süßkartoffeln für ca. 40 Minuten bei 200 Grad im Backofen. Drehe sie zwischendurch um.

3. Die Pommes schmecken wunderbar mit Kräuterquark oder einem Joghurt-Dip.

Pizza-Auflauf

200 g	Hüttenkäse (körniger Frischkäse)
4	Cocktailtomaten
100 g	geriebener Gouda oder Mozzarella
2	Eier
8	Champignons
	Salz und Pfeffer
	Oregano
	Butter für die Auflaufform

1. Vermenge den Hüttenkäse zusammen mit dem Käse und den Eiern und würze alles mit Oregano, Salz und Pfeffer.

2. Wasche die Cocktailtomaten, putze die Champignons und schneide sie in Scheiben. Gib sie anschließend zur Masse und streiche die Masse in eine eingefettete Auflaufform. Backe den Pizza-Auflauf für 30 Minuten bei 180 Grad.

Fischfrikadellen

200 g	Fischfilet ohne Haut
1	Ei
2	Schalotten
1	Knoblauchzehe
	Koriander
	Dill
3 EL	Olivenöl
	Salz und Pfeffer

1. Hacke das Fischfilet mit dem Messer in grobe Stücke und schneide die Schalotten und die Kräuter klein.

2. Vermische den Fisch, die Schalotten, die Kräuter und das Ei in einer Schüssel und presse den Knoblauch über den Fisch aus. Würze alles

mit Salz und Pfeffer und knete die Mischung durch.

3. Forme mit den Händen Frikadellen aus der Fischmischung und erhitze das Öl in der Pfanne. Brate die Frikadellen 3 Minuten von jeder Seite an.

Röstis mit Spiegelei

100 g	Blumenkohl, geriebenen
50 g	Kartoffel, gerieben
2	Eier
1 EL	Olivenöl
2 TL	Butter
20 g	Rucola
	Muskatnuss, gerieben
	Salz und Pfeffer

1. Vermenge für die Röstis das Ei mit den Kartoffeln- und Blumenkohlraspeln und würze alles mit Salz, Pfeffer und frisch geriebener Muskatnuss. Erhitze das Öl in teener Pfanne und gib die Mischung in kleinen Portionen hinein. Brate die Röstis von beiden Seiten goldbraun an.

2. Erhitze in einer zweiten Pfanne Butter und Öl und schlage das Ei vorsichtig hinein. Würze es nach Belieben leicht mit Salz und Pfeffer.

Champignon-Pfanne

6	frische Champignons
1	Möhre
1	Frühlingszwiebel
1	Zwiebel
½	Paprika
½	Salatgurke
1 EL	Olivenöl
	Salz und Pfeffer

1. Schneide die Möhre und die Paprika in kleine Würfel und die Gurke und die Champignons in feine Scheiben. Schneide außerdem die Frühlingszwiebel und die Zwiebel klein.

2. Erhitze dann das Öl in einer Pfanne und gib die Zwiebeln zuerst hinein. Gib nach und nach alle

Zutaten dazu und brate sie für 5 Minuten an.
Würze alles nach Belieben mit Salz und Pfeffer.

Kürbisauflauf mit Hähnchen

300 g	Kürbis
150 g	Hähnchenbrustfilet
100 ml	Sahne
100 ml	Gemüse Fond
2	Schalotten
1	Knoblauchzehe
100 g	Parmesan
1 TL	Kurkuma
1 EL	Kokosöl
2 EL	Butter
	Salz und Pfeffer
	Muskat

1. Schneide das Kürbisfleisch in Würfel und die Hähnchenbrust in Stücke. Hacke den Knoblauch und die Schalotten klein.

2. Lasse die Butter und das Kokosöl in einer Pfanne schmelzen und brate die Schalotten und den Knoblauch zusammen mit dem Hähnchenfleisch an. Gib dann die Kürbiswürfel dazu und brate sie mit an. Gieße anschließend das Gemüsefond und die Sahne hinein.

3. Gib dann die Kurkuma, Muskatnuss, Salz und Pfeffer dazu und fülle alles in eine große Auflaufform. Bestreue den Auflauf mit Parmesan und backe ihn bei 180 °C für ca. 15 Minuten.

Zucchini-Bratlinge

1	Möhre
1	Zucchini
1	Zwiebeln
2	Eier
4 EL	Vollkornmehl
	Olivenöl
	Salz und Pfeffer

1. Rasple das Gemüse mit einer Gemüseraspel und presse es mit einem Küchentuch aus.

2. Schäle eine Zwiebel und hacke sie in klein. Vermische dann das Gemüse mit der Zwiebel, den Eiern, dem Vollkornmehl und Salz und Pfeffer.

3. Brate die Masse nun portionsweise von beiden Seiten in Olivenöl goldbraun an.

Cremige Brokkoli-Suppe

½ Kopf	Brokkoli
	Wasser
3 EL	Frischkäse
	Salz und Pfeffer
	evtl. Vollkornbrot

1. Schneide den Brokkoli in grobe Stücke und koche ihn danach weich.

2. Püriere ihn anschließend zusammen mit dem restlichen Wasser und füge den Frischkäse hinzu. Würze sie zum Schluss mit Salz und Pfeffer.

3. Zur Suppe kann eine Scheibe getoastetes Vollkornbrot gereicht werden.

Hähnchen-Tacos

3	Taco Shells
200 g	Hähnchenbrust
150 g	Tomaten (stückig)
50 g	rote Kidney Bohnen
1	Knoblauchzehe
½	Paprika
50 g	Mais
½	rote Chilischote
	Koriander
1 EL	Olivenöl

Paprikapulver

Pfeffer und Salz

1. Schneide die Hähnchenbrust und die Paprika in kleine Stücke. Schneide den Knoblauch und die Chilischote in feine Scheiben und braten alles zusammen in Öl an. Gib dann das Paprikapulver, den Mais, die Tomaten und die Bohnen hinzu.

2. Würze alles mit Salz und Pfeffer und lasse es ca. 30 min. bei niedriger Hitze köcheln.

3. Hacke den Koriander klein und gib ihn kurz vor Ende der Kochzeit dazu.

4. Gebe die Taco Shells auf ein Backblech und erwärme sie im vorgeheizten Backofen bei 180 °C für ca. 3 Minuten. Fülle dann die Hähnchenbrust-Füllung hinein.

Gefüllte Champignons

200 g	Champignons
50 g	Frischkäse
1	Frühlingszwiebel
100 g	Mozzarella
2 EL	Olivenöl
1	Knoblauchzehe
	Salz und Pfeffer

1. Schneide die Stiele der Champignons klein und gib sie in eine Schüssel. Lege dann die Pilzköpfe auf ein mit Backpapier ausgelegtes Backblech.

2. Schneide die Frühlingszwiebel und den Knoblauch klein und reibe den Mozzarella-Käse.

3. Erhitze das Öl in einer Pfanne und brate die Frühlingszwiebel, den Knoblauch und die Pilzstiele an. Gib dann den Frischkäse dazu und schmecke alles mit Salz, Pfeffer und Muskat ab.

4. Gib dann die warme Füllung in die Champignonköpfe und bestreue diese mit dem Mozzarella. Backe die Champignons im vorgeheizten Ofen bei 200 °C für 30 Minuten.

<u>Salate</u>

Rucola-Salat

100 g	Rucola
1	Tomate
½	reife Avocado
1 EL	Kürbiskerne
1 EL	dunkles Balsamicoessig
2 EL	Olivenöl
1 TL	Senf
1 TL	Agavensirup oder Honig

Salz und Pfeffer

1. Röste die Kürbiskerne ohne Öl in einer Pfanne an.

2. Vermenge das Olivenöl mit dem Balsamico-Essig, Senf und Agavensirup und würze das Dressing mit Salz und Pfeffer.

3. Halbiere die Avocado und schneide das Fruchtfleisch in Würfel. Schneide die Tomate ebenfalls in Würfel und gib alles zusammen mit dem Rucola und den Kürbiskernen in die Sauce.

Avocado-Kartoffel-Salat

½	Avocado
100 g	gekochte Kartoffeln (zum Beispiel vom Vortag)
½	Zwiebel
1 TL	Apfelessig
1 TL	Senf
1 EL	Olivenöl
	Salz und Pfeffer
	Honig oder Agavensirup
	etwas Dill

1. Zerdrücke das Fruchtfleisch der Avocado mit einer Gabel zu einer Masse.

2. Schneide die Zwiebel in feine Würfel und gib sie zur Avocado-Masse. Füge dann das Apfelessig, den Senf, das Olivenöl, Salz und Pfeffer, Honig und den Dill hinzu und vermenge alles zu einem Dressing.

3. Schneide die gekochten Kartoffeln vom Vortag in kleine Würfel und gib sie zum Dressing.

Süßer Schichtsalat

100 g	Birne
20 g	Babyspinat
2 EL	Granatapfelkerne
30 g	Walnüsse

1. Schneide die Birne in dünne Scheiben und hacke die Nüsse in grobe Stücke.

2. Schichte abwechselnd die Birne, den Spinat, die Granatapfelkerne und die Walnüsse in einem Glas und gib nach Belieben ein Salat-Dressing darüber.

HILFREICHE LINKS

Bonusmaterial zum Buch: https://www.bauchspeck-weg.com/bonusabfkut

Bauchspeck Weg YouTube Kanal für weitere hilfreiche Tipps und Strategien abonnieren: https://www.bauchspeck-weg.com/YT

Bauchspeck Weg Blog: https://www.bauchspeck-weg.com/

Gesunde, leckere und 100 % praxiserprobte Ernährungspläne und Rezepte:

https://www.bauchspeck-weg.com/ernaerungsplaene

Wieso es dir so schwer fällt, dein lästiges Bauchfett loszuwerden erfährst du hier: https://www.bauchspeck-weg.com/bauchfett-loswerden

Willst du über die Nacht bis zu 1 kg Fett verlieren? Hier erfährst du wie:

https://www.bauchspeck-weg.com/flacherbauch

SCHLUSSWORT

Ich habe versucht, mit diesem Ratgeber so kurz, kompakt und nützlich wie möglich alle wichtigen Informationen zum Thema »Abnehmen für Kinder und Teenager« zusammenzufassen.

Ich hoffe natürlich, dass dieser Ratgeber hilfreich für deine Kinder ist und sie dabei unterstützt, erfolgreich ein paar Kilogramm abzunehmen. Falls ja, dann wäre es super nett von dir, wenn du mir bei Amazon deine Rezension für diesen Ratgeber hinterlassen würdest. So unterstützt du mich und hilfst mir dabei, diesen Ratgeber für noch mehr Menschen zugänglich zu machen. Außerdem hilfst du damit auch anderen Menschen, ihren Traumkörper sowie ihr Wunschgewicht zu erreichen.

Noch mehr Informationen, Tipps und Strategien zu den Themen Abnehmen, Gesundheit und Fitness findest du übrigens auch auf meiner Webseite www.Bauchspeck-Weg.com sowie auf meinem YouTube Kanal: https://www.bauchspeck-weg.com/YT

Abonniere also bitte auch meinen YouTube Kanal und hinterlasse mir ein paar Kommentare und Likes und denke bitte auch daran, meine Videos mit deinen Freunden, Bekannten sowie deiner Familie zu teilen. So unterstützt du mich und hilfst auch anderen Menschen dabei, erfolgreich abzunehmen. Hier ist ein Direktlink zum Kanalabo: https://www.bauchspeck-weg.com/YT

Und noch einmal: Falls dir dieser Ratgeber gefallen hat und für dich hilfreich war, dann hinterlasse mir doch bitte eine positive Bewertung bei Amazon. Das ist mir besonders wichtig, da du mit deiner Rezension anderen Personen dabei hilfst, eine gute Kaufentscheidung zu treffen, wodurch auch diese Menschen eine Chance dazu bekommen, erfolgreich abnehmen zu können.

Vielen Dank für deine Zeit und hoffentlich bis bald. Ich wünsche dir noch einen wunderschönen Tag und einen traumhaften Körper.

Liebe Grüße

Ilya Ru

IMPRESSUM

www.ingramcontent.com/pod-product-compliance
Lightning Source LLC
Chambersburg PA
CBHW050916260726
48660CB00001B/232